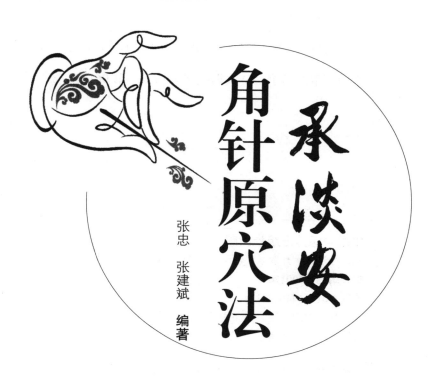

承淡安
角针原穴法

张忠 张建斌 编著

全国百佳图书出版单位
中国中医药出版社
·北京·

图书在版编目（CIP）数据

承淡安角针原穴法 / 张忠，张建斌编著 . —北京：中国中医药出版社，2022.6

ISBN 978 – 7 – 5132 – 7555 – 2

Ⅰ . ①承… Ⅱ . ①张… ②张… Ⅲ . ①针灸疗法 Ⅳ . ① R245

中国版本图书馆 CIP 数据核字（2022）第 061358 号

中国中医药出版社出版

北京经济技术开发区科创十三街 31 号院二区 8 号楼
邮政编码 100176
传真 010-64405721
河北品睿印刷有限公司印刷
各地新华书店经销

开本 710×1000 1/16 印张 9.75 字数 139 千字
2022 年 6 月第 1 版 2022 年 6 月第 1 次印刷
书号 ISBN 978 – 7 – 5132 – 7555 – 2

定价 49.00 元
网址 www.cptcm.com

服 务 热 线 010-64405510
购 书 热 线 010-89535836
维 权 打 假 010-64405753

微信服务号 zgzyycbs
微商城网址 https://kdt.im/LIdUGr
官 方 微 博 http://e.weibo.com/cptcm
天猫旗舰店网址 https://zgzyycbs.tmall.com

如有印装质量问题请与本社出版部联系（010-64405510）

张其成序

2021年10月，我在苏州参加太湖书院理事会，与"宣上医"项目策划人王翠莲女士会面，认识了澄江针灸学派传人、江阴市非物质文化遗产项目澄江针灸代表性传承人张忠，得知他多年来爱好中医药文化，业余致力于传播针灸知识，并正与其老师——医学博士、南京中医药大学第二临床医学院副院长张建斌教授合著《承淡安角针原穴法》一书。

我出生在国家非遗"张一帖"中医世家，我的父亲是首届国医大师李济仁，受其影响，年轻时我就走上了弘扬中医文化之路。说来与承淡安先生也有些缘分，20世纪80～90年代，我曾在南京中医药大学工作过6年，当时还参与建立了全国第一个中医文化研究中心。

承淡安先生是南京中医药大学的前身江苏省中医进修学校的首任校长。作为近代最著名的针灸学家和中医教育家之一，他始终坚持"执中守正、学术至尚"，长期从事针灸理论和临床研究，著书立说甚丰，构建了现代中医教育模式，开创了具有自然科学学派特质的"澄江针灸学派"，培养了邱茂良、杨甲三、程莘农等一大批针灸名家，为现代针灸学科的推广与发展做出了卓越贡献。

承淡安先生认为针灸的价值在于"便利、速效、经济"，针灸治病是普通百姓降低医疗费用之首选。为更好地传播及推广针灸，他在晚年专门研制发明了角针。张建斌、张忠两位传人于今将其发扬光大，以角针原穴法这一形式推广于世，实是传播中医药文化、惠及普通百姓的一件好事。

中医药在防治常见病、多发病、慢性病、重大疾病和新发传染病方面，具有独特优势和价值。2020年"两会"期间，我曾专门提出提案，建议"公立医

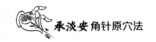

院要去市场化，回归公益性，逐步实现全民免费医疗"。实现这个目标，很重要的一条就是要充分发挥中医药"简、便、验、廉"的特点，引导患者优先使用中医药，这样既可以从整体上降低医疗费用，又可以更好地发挥中医药的优势和特色。

中医药除了治病以外，还可以养生，可以融入日常生活的方方面面，原因就在于中医药文化是中华优秀传统文化的杰出代表，是中华文化伟大复兴的先行者。2016年，作为首席专家，我承担了国家社科基金重大项目"中医药文化助推中华优秀传统文化复兴研究"，开题时就提出要从中医药文化"心""手""脸"3个层面探讨中华优秀传统文化复兴的途径。

所谓中医药文化的"心"，就是中医的价值观念、思维方式；所谓"手"，就是指中医自古以来的诊疗方法，既包括望、闻、问、切四诊，又包括导引、针、灸、砭石、药等医疗方法；所谓"脸"，就是中医的器具环境和品牌形象。在这3个层面中，中医药的价值观念和思维方式是中医药的根基和灵魂，它不仅决定了中医药学的本质与特色，而且决定了中医药学的发展规律和发展方向。

中医药文化的核心价值，我将其凝练为"仁、和、精、诚"4个字，也就是医者仁心、医道中和、医术精微、医德至诚。我认为这是中医精神理念、价值取向、道德观念的总和，是中医药文化生命观、身体观、天人观、疾病观、诊疗观、养生观的综合体现，应该成为每一个中医人共同信奉和遵循的精神信仰。

"医道中和"的价值观发源于《周易》，肇始于《黄帝内经》。《周易》构建了天地人三才同构、三才贯通的价值观念和思维框架，确定了从时间、空间、条件、关系等全方位分析问题、认识事物的"中和"价值取向。"中和"是生命赖以形成、存在、运动的基础，也是进行"吉凶悔吝"价值判断的前提。其后儒家的"中庸""仁和"、道家的"中道""柔和"无一不是对《周易》"中和"价值观的继承和发展。中医价值观吸收了中国哲学的"中和"思想，可以说，中医药文化的价值观就是中国传统文化价值观的体现。

令人欣慰的是，角针原穴法在中医药文化3个层面上都有鲜明的特色，让中华优秀传统文化又多了一个比较接地气的途径。角针原穴法在治则上采取"左取右、右取左""形神合一"等整体辨证方式，较好地体现了阴阳之道、中和调平等中医药文化价值观念；在针刺行为和针具设计上以角针替代毫针，免去针刺破皮之苦，发挥了中医针灸简单易学、安全方便、价廉效验等特点，受到患者的欢迎。

行笔于此，不禁又想起"宣上医"三字。这个项目发起于安徽芜湖，而"上医"两字即来自《黄帝内经》所载"圣人不治已病治未病""上工治未病不治已病"，后世医家概括为"上医治未病，中医治欲病，下医治已病"。"治未病"是中医的根本思想，若能大力宣推"治未病"理念指导下的养生保健方法，并借此让中医药文化走进千家万户，不仅可为缓解"看病难、看病贵"提供更多有效途径，还可更好地促进人与自然、社会的和谐统一。

如何以中医药文化的推广和传播助推健康中国建设，助推中华优秀传统文化伟大复兴，吾辈任重而道远。是为序。

北京中医药大学教授、博士研究生导师　张其成

2021 年 10 月 22 日

李玉堂序

澄江针灸学派，是 2012 年国家中医药管理局公布的首批 64 家中医学术流派之一。

该学派创建于 20 世纪初，正是中医针灸在风雨中缥缈的岁月。学派创始人承淡安先生，以"东方学术自有其江河不可废"的自信，执着于拯救针灸绝学；凭"以旧学为根据，用科学做化身"的范式，构建现代针灸学术体系。承淡安先生从针灸器具改革和标准化、操作技术规范化，到阐释针灸学理、拓展临床应用，全面整理、全方位发展针灸学术。先生慈怀仁心，1925 年独立行医时即将自己的名字改为"淡安"，意为淡泊于名、安然于心。抗战期间，承淡安先生认为"战争缺医少药，针灸亦利民生"，努力改进针灸，传扬针灸。1954 年夏，承淡安先生接受江苏省人民政府邀请，筹办江苏省中医院和江苏中医进修学校时，又以"提高中医学术为宗旨"，规划和开创了现代中医医院模式和现代中医高等教育模式。

在承淡安先生的影响下，学派传人秉承"执中守正，融贯创新"的理念，与时俱进发展针灸学术，一方面努力阐明机制原理，另一方面普及临床应用。昔日，承淡安先生著有《简易灸治》，服务于广大农民。今日，学派传人张建斌、张忠在挖掘承淡安角针的基础上，结合原穴应用，著成《承淡安角针原穴法》一书，服务于大健康时代，不仅可以用于养生保健，而且可以用于亚健康、慢性病的诊治，专业人员也可在临床中辅助应用。

书成，乐而为序。

南京中医药大学教授、江苏省名中西医结合专家 李玉堂

2021 年 11 月 10 日

引　言

　　角针原穴法是澄江针灸学派特色诊疗技术之一，体现了学派"精简疏针"的临床特色，即尽可能精选穴位、针对性静心施术，而获得预期效应。学派创始人承淡安先生，一生致力于针灸医学的现代构建和发展，在针灸临床倡导"精简疏针"。他曾经指出："总之，治病取穴，在可能范围内应尽量少取，做到精简疏针，避免多针滥刺……"（《中国针灸学》）

　　我们沿着学派前辈的指引，努力挖掘澄江针灸学派的学术精华，系统整理了承淡安角针原穴法，应用于临床，获得较好临床效果。

　　对于针灸学原理，承淡安先生有这样的认识——"盖以人身内体器官，与皮肤息息相通，审知病之所在，而于其通于外部之皮肤上一部分，略施刺激，则内部之疾，可告霍然。"基于此，承淡安先生特别关注皮肤及在皮肤上的施术操作。晚年，他先后发明了揿针和角针。揿针，还是刺入皮肤的；而角针完全是在皮肤表面刺激。角针，不刺入皮肤，临床应用更具有安全性。

　　选择以原穴为主施用角针，一方面是因为原穴位于腕踝关节附近，便于操作；另一方面，原穴也是十二经脉中的重点穴、要穴。《灵枢》第一篇即以"九针十二原"为名，可以认为原穴是针灸临床较早认识的特定穴，其与五脏六腑有直接的相关性。后世医家补充和完善了十二经脉原穴理论和内涵，并出现了独取原穴治疗全身疾病的"拔原法"。

　　角针原穴法，是澄江针灸学派传人在继承学派前辈经验基础上的再发展，也与中医针灸经典理论相合，体现了"执中守正"的学派学术特点。临床应用

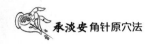

角针原穴法，操作流程规范，安全性和有效性俱彰。该法既适用于专业医护人员临床治疗，也有助于普通人群养生保健。

澄江针灸学派传承工作室负责人、南京中医药大学教授　张建斌

2022 年 4 月 30 日

目　录

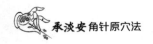
常见症状应用 / 61

概　述

高希言主编的《中国针灸辞典》中对角针概括为：

　　角针是针具名。以塑料、胶木或金属制成，呈圆锥形，有似小艾炷，其高度与底面之直径均为 1 分（约 2.5 ～ 3 毫米），使用时，将针尖按于穴上，使底面与皮肤面相平，再以胶布固定。用法与皮内针相类似。

一、角针渊源

角针的发明人是谁？很少有人知道。

他就是被誉为"现代针灸之父"的承淡安先生。

承淡安（1899—1957），原名启桐、秋梧、澹盦，是现江苏省江阴市华士镇人，出身于中医针灸世家，年少时即开始学习中西医，后创建中国针灸学研究社，开始了拯救针灸、发展针灸之路。其先后创办中国最早的针灸专业杂志——《针灸杂志》，中国最早的针灸专门医院——针灸疗养院。1954年，接受江苏省人民政府邀请，他到南京创办江苏省中医院和江苏省中医进修学校（南京中医药大学前身），并担任校长，后被聘为中国科学院生物学学部委员，并任中华医学会副主席、第二届全国政协委员。

承淡安先生是近现代杰出的针灸医学家、医学教育家，他以"东方学术自有其江河不可废"的自信，以"提高和弘扬针灸学术为己任"，系统构建现代针灸学体系和范式，建立了现代中医高等教育模式，开创了近现代中医学术史上具有科学学派性质的"澄江针灸学派"。

他一生著述颇丰，不仅亲自编撰了《中国针灸学》等一系列针灸著作，而且整理、校注了《黄帝内经》《伤寒论》等中医经典和其他相关针灸文献，为近代针灸复兴做出了卓越贡献。另外，他还留下了大量论文、讲稿、手稿、日记，以及部分门人弟子记录的讲课和口述文稿资料等。

承淡安先生关于针灸的认识，有以下代表性论述：

> "针灸科学是我们中国历史尤其是医学历史上最宝贵的遗产，也就是世界医学历史上最先发明的物理疗法，是无逊于任何治疗方法的优良技术。""针灸确是统治各种内病外症，连流行病传染病都有力量治好的。"（《针灸杂志·我对于普及针灸疗法的意见》）

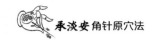

"使用药物总嫌不经济，不速效，不简便。近数年中，参有针刺，病多应手，其效之速，竟有针未取去穴，而病已在刹那间去者。就实验上比较，于内外眼耳各科，针灸竟无不能，且效倍速，可以立见。书中云，如鼓应桴、如影随斯等形容词，不啻特为针道所描写也。"（《告中医各科同志书》）

"其所及范围也是非常广泛的，百分之六十有绝对效用，百分之四十有辅助药疗效用，不论急性慢性病证，都可以采用或作辅助，或作主治皆可。"（《在苏南卫生建设委员会上的发言》）

承淡安先生在精研古籍、博汲新知、探究针理、广传真学的同时，为进一步提高针灸疗效，结合临床实践，对针灸器具也不断进行改革和创新。

20 世纪 30 年代，承淡安就对针具质量提出了明确的鉴定标准，包括对毫针的规格也做了详细的界定。这不仅为统一毫针的生产和制作奠定了基础，也为以后制定针灸针质量控制标准提供了重要依据。

对于小儿及妇幼等畏针刺者，承淡安先生提出可用"皮肤针，即所称之小儿针，今有称为七星针者，使用简便，痛感极微，尤以妇幼等之畏针刺者更适用之。""皮肤针之适应证颇广，凡一切慢性疾患，需要针治灸治之病症皆适用之"。（《中国针灸学·针科学》）

1955 年，日本针灸家赤羽幸兵卫发明了皮内针疗法，承淡安先生立即在临床开展皮内针疗法的应用研究，并在皮内针的启发下，又创制和发明了揿针。揿针的使用比皮内针更加方便简单，而且疗效无明显差别。

在努力进行针具革新的同时，承淡安先生还在探索其他刺针替代工具。

在其 1955 年 4 月 8 日的日记中，他写道："九针模型做来，仅为理想之物，是否如此，究未看见。砭石针，去年琳（先生夫人）在上海某展览中看见，拟就其所说样子，找一块黑色石做一枚。"

1957 年，先生的女儿承为奋在《悼念承淡安先生》（《新中医药》1957 第 8 期）中曾记录道："父亲在休养前，曾设计了橡皮吸头，可以吸出败血，试用于瘀血炎症很有效；又写信叫焕慈三番两次地找人开模子，做成一种立体三角形的塑胶子子（定名角针）和不锈钢的皮内撤针，要我试用。父亲自己更在疗养院给休养员试用，对痛症和压痛的病症极有效。今春天还一再来信，要我仔细试用观察和统计疗效，准备从临床上获得一定成绩，自己能够执笔时，即写成论文汇报中国科学院来研究推广。父亲！焕慈现遵照您的指示将撤针、角针监制成功了！不少针灸工作者也在开始试用了。"

　　附图：承淡安先生发明的角针（见图1）

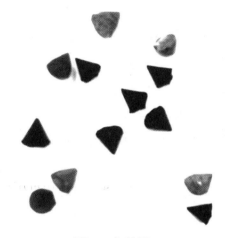

图1　角针图

　　从现有资料来看，承淡安先生设想的角针，是锥形体"塑胶子子"，锥底部为平面，锥尖略钝，对惧针患者或妇幼、虚弱人群等比较适用，而刺激功效与针、灸相仿，不失为日常养生保健及辅助治疗的方便之举。

　　经过改良，目前应用的角针为多棱锥体，用砭石制成，粘贴于直径约2厘米的医用透气胶布上。这样设计既可以发挥角针对体表腧穴的刺激作用，又可以发挥砭石本身的特定功效。

　　还有一种，是在医用透气胶布上涂抹或混合中草药制剂、其他物理成分等。使用时，除了发挥角针、砭石等刺激作用外，还可借助药物、温热等刺激方法，并辅之以按压、按揉等手法及导引方法，体现了砭、针、灸、药、导引按跷

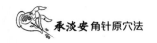
"五术合一"。这是针灸工具形式上的一个革新，也是汇集中医五术特点的一个创新。

二、角针原穴法概念及特点

角针原穴法，是以传统中医阴阳、经络腧穴等学说为指导，以角针为工具，辅以按压、按揉等手法刺激体表腧穴，通过原穴、络穴、八脉交会穴等特定穴的特殊治疗作用和腧穴的远治作用，疏通经络，行气活血，调和阴阳，帮助缓解或改善人体不适症状，达到养生保健或辅助治疗的一种外治方法。

对"疾病治疗之方式"，承淡安先生认为："一为化学的，一为理学的。药物治疗即为化学治疗，针灸治疗则为理学治疗。""针灸刺激之治病，与药物之治病不同。药物含有抗生素与维生素及化学作用，对病体有物质上之补充，针灸则全凭刺激作用，激发其本身之自卫自治能力。"（《中国针灸学·治疗学》）

具体而言，针治有直接刺激与间接刺激之分。

直接刺激："各种肌肉麻痹症、痉挛症及神经痛症，针治都从其患部取刺激点，使用各种手法，以达疾病治愈之目的，此为直接刺激。"（《中国针灸学·针科学》）

间接刺激："如头部、五官、内脏等，因充血、瘀血、炎症等，都从四肢取适当之刺激点，利用反射作用或诱导作用，以达疾病解除之目的，此为间接刺激。"（《中国针灸学·针科学》）

同样，施灸也有直接灸、诱导灸、反射灸之分。

直接灸："于病苦之局部，直接施灸。"（《中国针灸学·灸科学》）

诱导灸："从其有关系之远隔部位施灸，……以达治疗之目的。"（《中国针灸学·灸科学》）

反射灸："非直接刺激所能达其目的时，乃择神经干或神经支之相当要穴，利用生理反射机能，为间接之刺激，以达治疗之目的。"（《中国针灸学·灸科学》）

"归根结底，针灸的主要作用，还是针对着某部分的经络或神经功能，在发生不健全不平衡的情况下，予以直接或间接恰如其分的刺激，矫正了不平衡的偏差，而使其归于正常，因而恢复了原有的功能，病候也就消失了。"（《针灸学术讲稿·针灸治病的学理》）

承淡安先生关于针刺之间接刺激（"反射""诱导"作用）及施灸之诱导灸、反射灸原理，也是角针原穴法的主要原理。

角针原穴法的特点是取穴简易、操作简单、安全方便、适应证广。

取穴简易。角针原穴法精选穴位应用，主要选用 12 个原穴及 2 个八脉交会穴为主穴，以与原穴对应的 12 个络穴为配穴。其中列缺穴既是络穴，又是八脉交会穴之一，实际应用腧穴共 25 个。具体施治时，根据同名经"同气相求"理论，可对手足同名经进行归并，于一般症状而言，在手部 6 个原穴及 2 个八脉交会穴之间进行取穴，认穴容易，取穴方便。

操作简单。角针原穴法施治工具为角针，使用时根据症状表现及经脉循行，在相关腧穴敷贴并施以普通按压或按揉等手法，无一般针刺补泻、得气等专业要求，取穴少而精，操作易而明，效果显而捷。学习容易入门，掌握方法较快，人人可学、家家可用。

安全方便。角针原穴法取穴均在肘膝关节以下的腕踝部位，方法上以刺激体表腧穴为主，不破皮、无创伤、无痛苦。对治疗场所、环境、设施等无特别要求，可随时随地进行自我保健或对症而治，易被患者接受和使用。临床中，偶有患者对医用透明胶布出现皮肤过敏现象，可及时中止治疗并对症处理，症状消失后再继续使用。

适应证广。经络沟通人体内外上下、前后左右，每条经脉都有自己的分布区域及其所属脏腑。角针原穴法采用分经辨证、循经取穴方法，既可以缓解或改善脏腑病导致的不适，也可以针对头面、躯干、四肢等经脉循行部位的症状进行调理，十分适合用于居家保健及辅助治疗。

十四经脉循行及常用腧穴

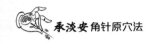
"经脉者，所以决生死，处百病，调虚实，不可不通。"（《灵枢·经脉》）

经脉理论及其归经腧穴，是临床针灸的基础，也是角针原穴法的基础。概括来说，十二经脉及任督二脉的分布，可以遍及全身四肢百骸、属络五脏六腑，选择与十二经脉、任督二脉相关的腧穴，可以诊治全身相关的疾病。

关于经络腧穴，承淡安先生曾有以下主要论述：

"针灸疗法，是一种刺激疗法，以经络为对象，以调整经络之失调为目的。"（《伤寒论新注》）

"针灸治疗，要认清病的根源是哪条经络，就在它的经络上选择与它病候性质有关的穴位，予以刺激。"

"脏或腑所属经络，也不是只属一经（除根属的本经而外），而是有二三条或四五条经的，所谓一脏或一腑联属一条经，这是指根属的主经而言的，不是绝对的只有一条经连着或通过的。如肺脏就有心经、心包经、肾经、脾经、胃经、肝经、胆经、大肠经等八条经通过。"

"所以在治疗上，往往不在其脏所根属的经上予以治疗，而在别经予以治疗得愈者，就是这道理。""故在治疗的应用上，一穴并不专治一经的病，所有交会有关的经，只要有着不平衡不协调的经，都能受到影响而得到调整（凡有关之经，其经气正常者不受影响）。"（《针灸学术讲稿·经络学说在针灸治疗上的应用》）

在临床上，承淡安先生还有"精简疏针"的学术思想。他曾反复指出："总之，治病取穴，在可能范围内，应尽量少取，做到精简疏针，避免多针滥刺……"（《中国针灸学·治疗学》）

他同时还指出：

"刺针太多，常易引起身体疲劳、食欲减退，甚至体温上升等现象。""根据

实际现象而言，总以重点取穴，不必多用为宜，即所谓精简疏针之法。"(《中国针灸学·治疗学》)

根据承淡安先生关于经络腧穴以及"精简疏针"的学术思想，角针原穴法选取十二经脉的 12 个原穴（太渊穴、合谷穴、冲阳穴、太白穴、神门穴、腕骨穴、京骨穴、太溪穴、大陵穴、阳池穴、丘墟穴、太冲穴），以及与任督二脉脉气相通的 2 个八脉交会穴（列缺穴、后溪穴），共 14 个穴为主穴，与原穴对应的 12 个络穴为辅穴。

为何选择十二原穴作为主穴呢？

腧穴是脏腑经络之气输注出入的特殊部位，腧穴归于经络，经络归于脏腑，故腧穴与脏腑脉气相通。腧穴既是针灸治疗的刺激点，也是疾病的反应点。

"原"即本原、原气之意。关于原穴，中医经典有相关论述，如：

《灵枢·九针十二原》曰："五脏有六腑，六腑有十二原，十二原出于四关，四关主治五脏。五脏有疾，当取之十二原。""五脏有疾也，应出十二原。""凡此十二原者，主治五脏六腑之有疾者也。"

《难经·六十六难》言："脐下肾间动气者，人之生命也，十二经之根本也，故名曰原。三焦者，原气之别使也，主通行三气，经历于五脏六腑。原者，三焦之尊号也，故所止辄为原。五脏六腑之有病者，皆取其原也。"

原穴是十二经脉在腕、踝关节附近的一个腧穴，是脏腑原气留止的部位。因此脏腑发生病变时，就会相应地反映到原穴上来。

原气导源于肾间动气，是人体生命活动的原动力，通过三焦运行于脏腑，是十二经的根本。在原穴施治能使三焦原气通达，从而发挥其维护正气，抗御病邪的作用。

后世医家也注重原穴的临床应用。如：

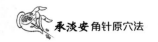

金元四大家之一的刘完素，在《素问病机气宜保命集·药略第三十二》中记载："腰痛身之前，足阳明原穴冲阳，身之后，足太阳原穴京骨，身之侧，足少阳原穴丘墟。"又曰："心痛，脉沉，肾经原穴；弦，肝经原穴；涩，肺经原穴；浮，心经原穴；缓，脾经原穴。"

元代医家王海藏沿用此法，提出"拔原法"之说，即凡本经病证选用本经原穴进行治疗。明代《普济方》记载"王海藏拔原法"云："假令针肝经病。于本经原穴针一针。如补肝经来。亦于本经原穴补一针。如泻肝经来。亦于本经原穴泻一针。如余经有补泻。针毕仿此例。亦补泻各经原穴。……凡此十二原穴。非泻子补母之法。虚实通用。故五脏六腑有病。皆取其原是也。"

因此，脏腑有病，可取十二原穴。比如，肺部有症状，可取手太阴肺经原穴太渊穴；胃部不适，可取足阳明胃经原穴冲阳穴。这样既可以发挥原穴的特殊治疗作用，又符合承淡安先生"精简疏针"之法。

同时，原穴位于四肢肘、膝关节以下，从腧穴的远道作用来看，原穴还能治疗本经循行所到达的远隔部位的病证。

列缺穴、后溪穴虽然分别归属于手太阴肺经和手太阳小肠经，但同时也属于八脉交会穴，分别与任脉、督脉脉气相通。两穴分布于肘膝以下，可以作为远道穴单独使用，既能治疗本经的病证，也能治疗相通奇经的病证。临床一些症状，常涉及任督二脉，为方便应用，将这2个八脉交会穴与原穴一同作为主穴。

络穴是络脉由经脉分出之处的腧穴。十二经脉的络穴能沟通表里两经，故有"一络通两经"之说。

络穴不仅能治本经病证，也能治其相表里之经的病证，如手太阴肺经的络穴列缺穴，既能治肺经的咳嗽、喘息，又能治手阳明大肠经的齿痛、头项强痛等疾患。

原穴和络穴在临床上既可单独使用，也可相互配合使用。因此，角针原穴法将原穴作为主穴，络穴作为辅穴。

一、十二经脉循行及常用腧穴

经络是气血运行的通道，是脏腑与体表及全身各部的联系通路。

经络系统，包括十二经脉、奇经八脉、十二经别、十五络脉、十二经筋和十二皮部。

十二经脉是经络系统的主体，"内属于脏腑，外络于肢节"，在内部隶属于脏腑，在外部分布于四肢、头和躯干。

十二经脉循行及常用腧穴分述如下：

（一）手太阴肺经

【原文】

《灵枢·经脉》：

肺手太阴之脉，起于中焦，下络大肠，还循胃口，上膈属肺。从肺系，横出腋下，下循臑内，行少阴、心主之前，下肘中，循臂内上骨下廉，入寸口，上鱼，循鱼际，出大指之端。

其支者，从腕后，直出次指内廉，出其端。

【释义】

手太阴肺经，起始于中焦，向下联络大肠，回过来沿贲门穿过膈肌，属于肺脏。从肺系（气管、喉咙）横出腋下，下循上臂内侧，行于手少阴、手厥阴经之前，下过肘中，沿前臂内侧桡骨尺侧下缘，进入寸口（桡动脉搏动处），行至大鱼际部，沿其边际，出大指的末端。

其支脉，从腕后走向食指内（桡）侧，出其末端。

附手太阴经脉循行图（见图2）

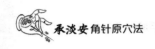

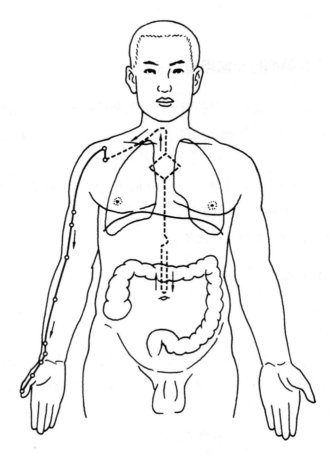

图 2　手太阴肺经经脉循行图

【原穴】太渊穴

位于桡骨茎突与舟状骨之间，拇长展肌腱尺侧凹陷中。

附太渊穴定位图（见图 3）

【络穴】列缺穴（八脉交会穴，通任脉）

位于腕掌侧远端横纹上 1.5 寸，拇短伸肌腱与拇长展肌腱之间，拇长展肌腱沟的凹陷中。

附列缺穴定位图（见图 4）

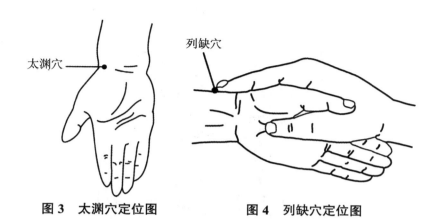

图 3　太渊穴定位图　　　　图 4　列缺穴定位图

（二）手阳明大肠经

【原文】

《灵枢·经脉》:

大肠手阳明之脉，起于大指次指之端，循指上廉，出合谷两骨之间，上入两筋之中，循臂上廉，入肘外廉，上臑外前廉，上肩，出髃骨之前廉，上出于柱骨之会上，下入缺盆，络肺，下膈，属大肠。

其支者，从缺盆上颈，贯颊，入下齿中；还出夹口，交人中，左之右，右之左，上夹鼻孔。

【释义】

手阳明大肠经，从食指末端起始，沿食指桡侧缘，出第1、2掌骨间，进入两筋（指拇长伸肌腱与拇短伸肌腱）之间，沿前臂桡侧，进入肘外侧，经上臂外侧前边，上肩，出肩峰部前边，向上交会颈部（会大椎），下入缺盆部（锁骨上窝），络于肺，通过横膈，属于大肠。

其支脉，从缺盆部上行颈部，通过面颊，进入下齿，出来夹口旁，交会人中，左侧的走到右侧，右侧的走到左侧，上夹鼻孔旁。

附手阳明经脉循行图（见图5）

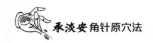

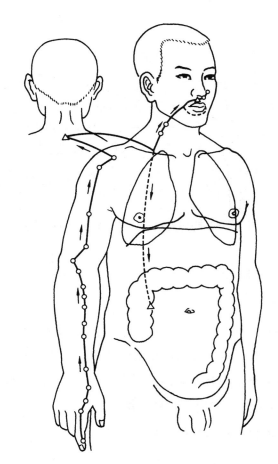

图5　手阳明大肠经经脉循行图

【原穴】合谷穴

位于第2掌骨桡侧的中点处。

附合谷穴定位图（见图6）

【络穴】偏历穴

位于腕背侧远端横纹上3寸，阳溪与曲池连线上。

附偏历穴定位图（见图7）

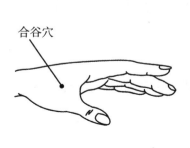
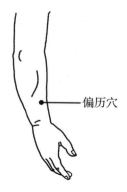

| 图 6　合谷穴定位图 | 图 7　偏历穴定位图 |

（三）足阳明胃经

【原文】

《灵枢·经脉》：

胃足阳明之脉，起于鼻，交颊中，旁约太阳之脉，下循鼻外，入上齿中，还出夹口，环唇，下交承浆，却循颐后下廉，出大迎，循颊车，上耳前，过客主人，循发际，至额颅。

其支者，从大迎前，下人迎，循喉咙，入缺盆，下膈，属胃，络脾。

其直者，从缺盆下乳内廉，下挟脐，入气街中。

其支者，起于胃口，下循腹里，下至气街中而合。以下髀关，抵伏兔，下膝膑中，下循胫外廉，下足跗，入中指内间。

其支者，下膝三寸而别，下入中指外间。

其支者，别跗上，入大指间，出其端。

【释义】

足阳明胃经，起于鼻旁，交鼻根部，与旁边足太阳经交会，向下沿鼻外侧，进入上齿中，回出来夹口旁，环绕口唇，向下交承浆穴；退回来沿下颌出面动脉部（大迎），再沿下颌角（颊车），上耳前，经颧弓上（上关），沿发际，至额颅部。

其支脉，从大迎前向下，经颈动脉部（人迎），沿着喉咙，进入缺盆，向下

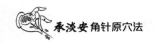

通过横膈，属于胃，络于脾。

其主干，从缺盆向下，经乳内缘，向下夹脐旁，进入气街。

其支脉，从胃口向下，沿腹里，至气街与前外行主干会合。由此下行，经髀关穴，到伏兔穴，下入膝髌中，沿胫骨前外缘下至足背，进入中趾内侧。

其支脉，从膝下3寸处分出，向下进入中趾外侧。

其支脉，从足背部分出，进入大趾次趾间，出大趾末端。

附足阳明经脉循行图（见图8）

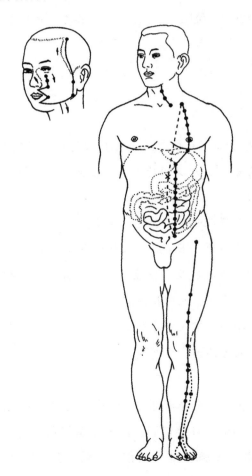

图8 足阳明胃经经脉循行图

【原穴】冲阳穴

位于第 2 跖骨基底部与中间楔状骨关节处，可触及足背动脉。

附冲阳穴定位图（见图 9）

【络穴】丰隆穴

位于外踝尖上 8 寸，胫骨前肌的外缘。

附丰隆穴定位图（见图 10）

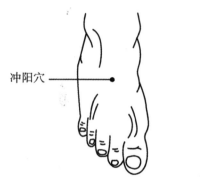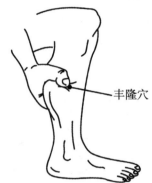

图 9　冲阳穴定位图　　　　图 10　丰隆穴定位图

（四）足太阴脾经

【原文】

《灵枢·经脉》：

脾足太阴之脉，起于大指之端，循指内侧白肉际，过核骨后，上内踝前廉，上腨内，循胫骨后，交出厥阴之前，上膝股内前廉，入腹，属脾，络胃，上膈，夹咽，连舌本，散舌下。

其支者，复从胃，别上膈、注心中。

【释义】

足太阴脾经，从大趾末端开始，沿大趾内侧赤白肉际，经核骨（第 1 跖趾关节内侧）后，上过内踝前缘，再上小腿腓肠肌内，沿胫骨后，交出足厥阴肝经之前，上膝股内侧前缘，进入腹部，属于脾，络于胃，上过膈肌，夹食管旁，

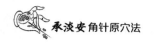
连舌根，散布舌下。

其支脉，从胃部分出，向上通过膈肌，注入心中。

附足太阴经脉循行图（见图 11）

【原穴】太白穴

位于第 1 跖趾关节近端赤白肉际凹陷中。

附太白穴定位图（见图 12）

【络穴】公孙穴

位于第 1 跖骨底的前下缘赤白肉际处。

附公孙穴定位图（见图 13）

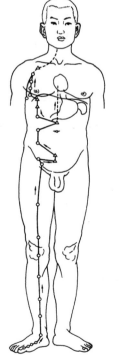

图 11　足太阴脾经经脉循行图

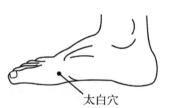

图 12　太白穴定位图

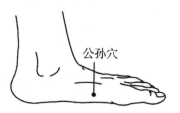

图 13　公孙穴定位图

（五）手少阴心经

【原文】

《灵枢·经脉》：

心手少阴之脉，起于心中，出属心系，下膈，络小肠。

其支者，从心系，上夹咽，系目系。

其直者，复从心系，却上肺，下出腋下，下循臑内后廉，行太阴、心主之后，下肘内，循臂内后廉，抵掌后锐骨之端，入掌内后廉，循小指之内，出其端。

【释义】

手少阴心经，起于心中，从心出来属于心系，向下通过膈肌，络于小肠。

其支脉，从心系上夹食道上行，系目系。

其主干，再从心系，上行至肺，横行出于腋下，沿上臂内侧后缘，行于手太阴、手厥阴经之后，下过肘内，沿前臂内侧后缘，到掌后豌豆骨内，进入掌内后缘，沿小指的桡侧出其末端。

附手少阴经脉循行图（见图 14）

【原穴】神门穴

位于腕掌侧远端横纹尺侧端，尺侧腕屈肌腱的桡侧缘。

附神门穴定位图（见图 15）

【络穴】通里穴

位于腕掌侧远端横纹上 1 寸，尺侧腕屈肌腱的桡侧缘。

附通里穴定位图（见图 16）

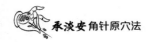

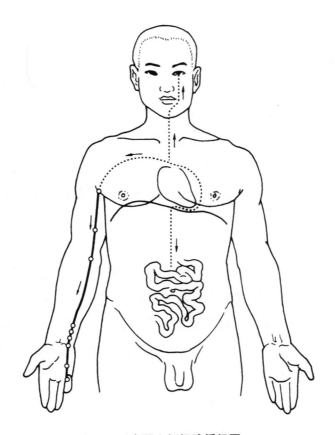

图 14　手少阴心经经脉循行图

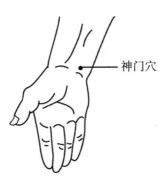

图 15　神门穴定位图

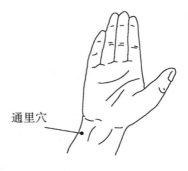

图 16　通里穴定位图

（六）手太阳小肠经

【原文】

《灵枢·经脉》：

小肠手太阳之脉，起于小指之端，循手外侧上腕，出踝中，直上循臂骨下廉，出肘内侧两骨之间，上循臑外后廉，出肩解，绕肩胛，交肩上，入缺盆，络心，循咽下膈，抵胃，属小肠。

其支者，从缺盆循颈上颊，至目锐眦，却入耳中。

其支者，别颊上𬌗，抵鼻，至目内眦（斜络于颧）。

【释义】

手太阳小肠经起于小指末端，沿手尺侧上达腕部，出于尺骨小头部，直上沿尺骨下缘，出于肘内侧尺骨鹰嘴与肱骨内上髁之间，上沿臂外后侧，出肩关节，绕肩胛骨，交于肩上，进入缺盆，络于心，沿食管穿过膈肌，到胃部，属于小肠。

其支脉，从缺盆沿颈部上至面颊，到达外眼角，向后进入耳中。

其支脉，从面颊部分出，经过鼻部到达内眼角，斜行络于颧骨部。

附手太阳经脉循行图（见图17）

【原穴】腕骨穴

位于第5掌骨底与三角骨之间的赤白肉际凹陷中。

附腕骨穴定位图（见图18）

【络穴】支正穴

位于腕背侧远端横纹上5寸，尺骨尺侧与尺侧腕屈肌之间。

附支正穴定位图（见图19）

【输穴】后溪穴（八脉交会穴，通督脉）

位于第5掌指关节尺侧近端赤白肉际凹陷中。

附后溪穴定位图（见图20）

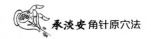
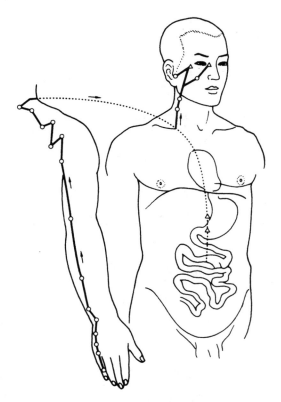

图 17　手太阳小肠经经脉循行图

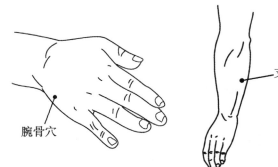

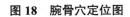

腕骨穴

图 18　腕骨穴定位图

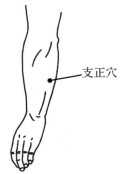

支正穴

图 19　支正穴定位图

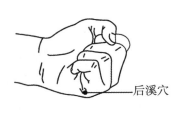

后溪穴

图 20　后溪穴定位图

（七）足太阳膀胱经

【原文】

《灵枢·经脉》：

膀胱足太阳之脉，起于目内眦，上额，交巅。

其支者，从巅至耳上角。

其直者，从巅入络脑，还出别下项，循肩髆内，挟脊抵腰中，入循膂，络肾，属膀胱。

其支者，从腰中，下夹脊，贯臀，入腘中。

其支者，从髆内左右别下贯胛，夹脊内，过髀枢，循髀外后廉下合腘中，以下贯腨内，出外踝之后，循京骨至小指外侧。

【释义】

足太阳膀胱经，起于内眼角，上过额部，与督脉交会于头顶。

其支脉，从头顶至耳上方。

其主干，从头顶入内络于脑，回出从项部下行，沿肩胛内侧，夹脊旁，到达腰中，从脊旁肌进入，络于肾，属于膀胱。

其支脉，从腰中下夹脊旁，穿过臀部，进入腘窝中。

其支脉，从肩胛左右分别下行，穿入脊旁肌肉，经过髋关节部，沿大腿外侧后缘下合于腘窝中。由此向下穿过腓肠肌，出外踝后方，沿第5跖骨粗隆部，到小趾外侧。

附足太阳经脉循行图（见图21）

【原穴】京骨穴

位于第5跖骨粗隆前下方，赤白肉际处。

附京骨穴定位图（见图22）

【络穴】飞扬穴

位于昆仑直上7寸，腓肠肌外下缘与跟腱移行处。

附飞扬穴定位图（见图23）

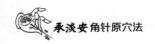
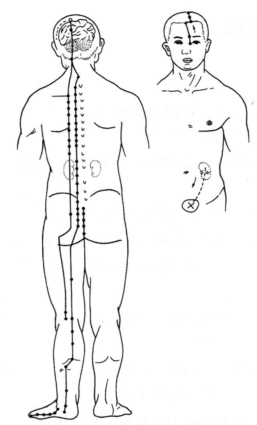

图 21　足太阳膀胱经经脉循行图

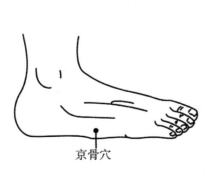

京骨穴

图 22　京骨穴定位图

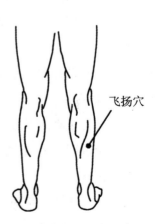

飞扬穴

图 23　飞扬穴定位图

（八）足少阴肾经

【原文】

《灵枢·经脉》：

肾足少阴之脉，起于小指之下，斜走足心，出于然谷之下，循内踝之后，别入跟中，以上腨内，出腘内廉，上股内后廉，贯脊属肾，络膀胱。

其直者，从肾上贯肝膈，入肺中，循喉咙，夹舌本。

其支者，从肺出，络心，注胸中。

【释义】

足少阴肾经，起于足小趾之下，斜过足心，行于舟骨粗隆下，沿内踝之后，进入足跟中，上行小腿内，出腘窝内侧，上大腿内侧后缘，穿过脊柱，属于肾，络于膀胱。

其主干，从肾向上穿肝、膈，进入肺中，沿着喉咙，夹舌根旁。

其支脉，从肺出来，络于心，注于胸中。

附足少阴经脉循行图（见图24）

【原穴】太溪穴

位于内踝尖与跟腱之间的凹陷中。

附太溪穴定位图（见图25）

【络穴】大钟穴

位于内踝后下方，跟骨上缘，跟腱附着部前缘凹陷中。

附大钟穴定位图（见图26）

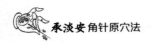

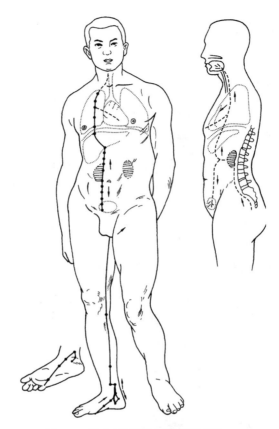

图 24　足少阴肾经经脉循行图

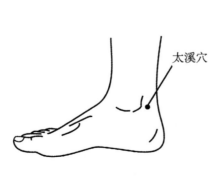

太溪穴

图 25　太溪穴定位图

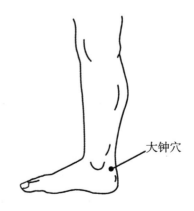

大钟穴

图 26　大钟穴定位图

（九）手厥阴心包经

【原文】

《灵枢·经脉》：

心主手厥阴心包络之脉，起于胸中，出属心包络，下膈，历络三焦。

其支者，循胸出胁，下腋三寸，上抵腋下，循臑内，行太阴、少阴之间，入肘中，下臂，行两筋之间，入掌中，循中指，出其端。

其支者，别掌中，循小指次指，出其端。

【释义】

手厥阴心包经，从胸中开始，出属于心包络，下过膈肌，历络于上、中、下三焦。

其支脉，沿胸出胁部，当腋下3寸处向上到达腋下，沿上臂内侧，行于手太阴、手少阴经之间，进入肘中，沿前臂下行于桡侧腕屈肌腱与掌长肌腱之间，进入掌中，沿着中指出其末端。

其支脉，从掌中分出，沿无名指出其末端。

附手厥阴经脉循行图（见图27）

【原穴】大陵穴

位于腕掌侧远端横纹中，掌长肌腱与桡侧腕屈肌腱之间。

附大陵穴定位图（见图28）

【络穴】内关穴

位于腕掌侧远端横纹上2寸，掌长肌腱与桡侧腕屈肌腱之间。

附内关穴定位图（见图29）

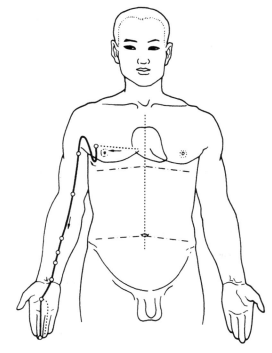

图 27　手厥阴心包经经脉循行图

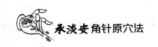

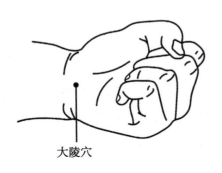

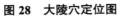

大陵穴

图 28　大陵穴定位图

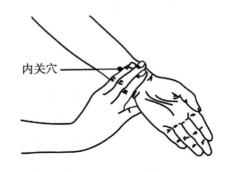

内关穴

图 29　内关穴定位图

（十）手少阳三焦经

【原文】

《灵枢·经脉》:

三焦手少阳之脉，起于小指次指之端，上出两指之间，循手表腕，出臂外两骨之间，上贯肘，循臑外上肩，而交出足少阳之后，入缺盆，布膻中，散络心包，下膈，遍属三焦。

其支者，从膻中，上出缺盆，上项，系耳后，直上出耳上角，以屈下颊至颐。

其支者，从耳后入耳中，出走耳前，过客主人前，交颊，至目锐眦。

【释义】

手少阳三焦经，起始于无名指尺侧末端，上行小指与无名指之间，沿着手背至腕部，出于前臂伸侧尺骨、桡骨之间，向上穿过肘尖，沿上臂外侧，向上通过肩部，交出足少阳经的后面，进入缺盆，分布于膻中，散络心包，通过膈肌，遍属于上、中、下三焦。

其支脉，从膻中向上出缺盆，上行项部，系耳后，直上出耳上方，弯下行于面颊，至目下。

其支脉，从耳后进入耳中，出走耳前，经过上关前，交面颊，至外眼角。

附手少阳经脉循行图（见图 30）

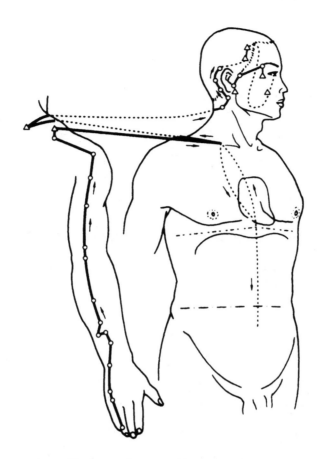

图 30　手少阳三焦经经脉循行图

【原穴】阳池穴

位于腕背侧远端横纹上，指伸肌腱的尺侧缘凹陷中。

附阳池穴定位图（见图 31）

【络穴】外关穴

位于腕背侧远端横纹上 2 寸，尺骨与桡骨间隙中点。

附外关穴定位图（见图 32）

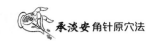
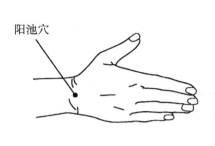

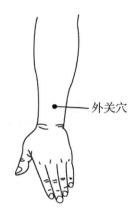

图 31　阳池穴定位图　　　图 32　外关穴定位图

（十一）足少阳胆经

【原文】

《灵枢·经脉》：

胆足少阳之脉，起于目锐眦，上抵头角，下耳后，循颈，行手少阳之前，至肩上，却交出手少阳之后，入缺盆。

其支者，从耳后入耳中，出走耳前，至目锐眦后。

其支者，别锐眦，下大迎，合于手少阳，抵于顷，下加颊车，下颈，合缺盆。以下胸中，贯膈，络肝，属胆，循胁里，出气街，绕毛际，横入髀厌中。

其直者，从缺盆下腋，循胸，过季胁，下合髀厌中。以下循髀阳，出膝外廉，下外辅骨之前，直下抵绝骨之端，下出外踝之前，循足跗上，入小指次指之间。

其支者，别跗上，入大指之间，循大指歧骨内，出其端；还贯爪甲，出三毛。

【释义】

足少阳胆经，从外眼角开始，上行到额角，下耳后，沿颈侧部，行手少阳三焦经之前，至肩上，交出手少阳三焦经之后，进入缺盆。

其支脉，从耳后进入耳中，走出耳前，至外眼角后。

其支脉，从外眼角分出，下向大迎，会合手少阳三焦经至眼下；下经颊车部下行颈部，与前脉会合于缺盆。由此下向胸中，通过膈肌，络于肝，属于胆，沿胁里，出于气街（腹股沟动脉处），绕阴毛边，横向进入髋关节部。

其主干，从缺盆下至腋部，沿侧胸，过季胁，向下会合于髋关节部。由此向下，沿大腿外侧，出膝外侧，下向腓骨小头前，直下至腓骨下段，下出外踝之前，沿足背进入第 4、5 趾之间。

其支脉，从足背分出，进入第 1、2 跖骨之间，沿此歧骨内，出大趾端，回转来通过爪甲，出于趾背丛毛。

附足少阳经脉循行图（见图 33）

【原穴】丘墟穴

位于外踝的前下方，趾长伸肌腱的外侧凹陷中。

附丘墟穴定位图（见图 34）

【络穴】光明穴

位于外踝尖上 5 寸，腓骨前缘。

附光明穴定位图（见图 35）

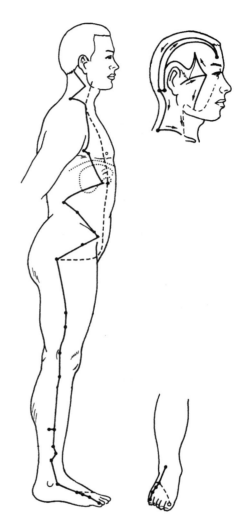

图 33 足少阳胆经经脉循行图

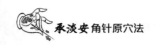

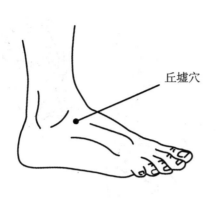

图34 丘墟穴定位穴

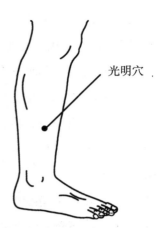

图35 光明穴定位图

（十二）足厥阴肝经

【原文】

《灵枢·经脉》：

肝足厥阴之脉，起于大指丛毛之际，上循足跗上廉，去内踝一寸，上踝八寸，交出太阴之后，上腘内廉，循股阴，入毛中，环阴器，抵小腹，夹胃，属肝，络胆，上贯膈，布胁肋，循喉咙之后，上入颃颡，连目系，上出于额部，与督脉会于巅。

其支者，从目系下颊里，环唇内。

其支者，复从肝别贯膈，上注肺。

【释义】

足厥阴肝经，从大趾爪甲后毫毛部开始，向上沿着足背，至距内踝 1 寸处，上行至内踝上 8 寸处，交出足太阴脾经之后，上腘内侧，沿着大腿内侧，进入阴毛中，环绕阴部，至小腹，夹胃旁边，属于肝，络于胆；向上通过膈肌，分布胁肋部，沿喉咙之后，上入颃颡（鼻咽部），连接目系，上出于额部，与督脉交会于头顶。

其支脉，从目系下向面颊中，环绕唇内。

其支脉，复从肝分出，通过膈肌，上注于肺中。

附足厥阴经脉循行图（见图36）

【原穴】太冲穴

位于第 1、2 跖骨间，跖骨底结合部前方凹陷中，或触及动脉搏动。

附太冲穴定位图（见图 37）

【络穴】蠡沟穴

位于内踝尖上 5 寸，胫骨内侧面的中央。

附蠡沟穴定位图（见图 38）

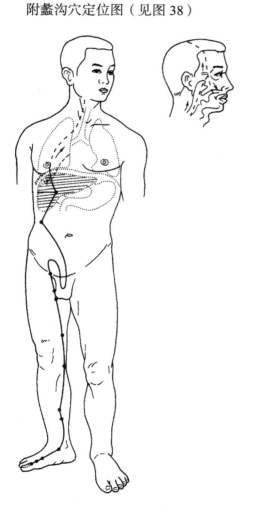

图 36　足厥阴肝经经脉循行图

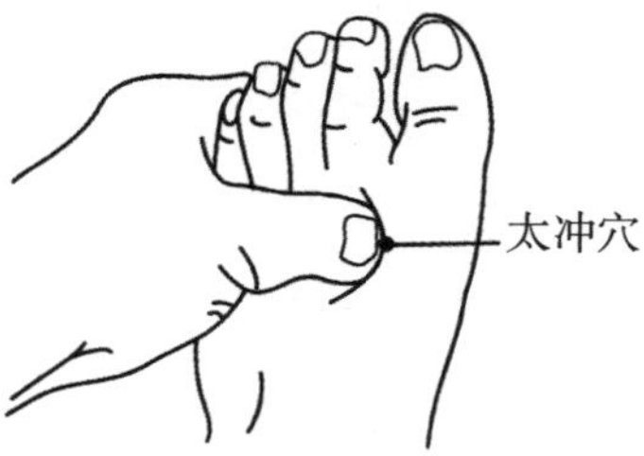

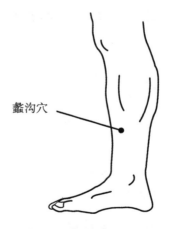

图 37　太冲穴定位图

图 38　蠡沟穴定位图

十二经脉原穴及其对应络穴列表见表 1：

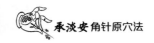

表1　十二经脉原穴、络穴表

经脉	原穴	络穴
手太阴肺经	太渊穴	列缺穴
手阳明大肠经	合谷穴	偏历穴
足阳明胃经	冲阳穴	丰隆穴
足太阴脾经	太白穴	公孙穴
手少阴心经	神门穴	通里穴
手太阳小肠经	腕骨穴	支正穴
足太阳膀胱经	京骨穴	飞扬穴
足少阴肾经	太溪穴	大钟穴
手厥阴心包经	大陵穴	内关穴
手少阳三焦经	阳池穴	外关穴
足少阳胆经	丘墟穴	光明穴
足厥阴肝经	太冲穴	蠡沟穴

二、任督二脉循行及常用腧穴

（一）督脉

【原文】

《难经·二十八难》：

督脉者，起于下极之腧，并于脊里，上至风府，入属于脑。（此下《针灸甲乙经·奇经八脉第二》有"上巅，循额，至鼻柱"七字。）

【释义】

督脉，起于小腹内，下行于会阴部，向后从尾骨端上行脊柱的内部，上达项后风府，进入脑内，上行至巅顶，沿前额下行鼻柱，止于上唇系带处。

附督脉循行图（见图39）

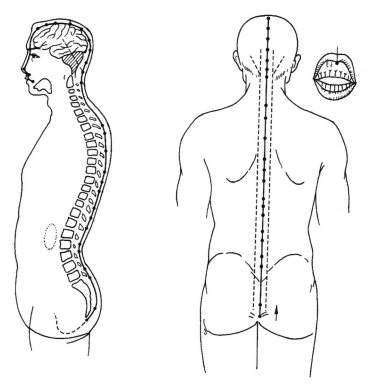

图 39　督脉循行图

（二）任脉

【原文】

《素问·骨空论》：

任脉者，起于中极之下，以上毛际，循腹里，上关元，至咽喉，上颐，循面，入目。

【释义】

任脉，起于小腹内，下出于会阴部，向前上行于阴毛部，循腹沿前正中线上行，经关元等穴至咽喉，再上行环绕口唇，经面部进入目眶下，联系于目。

附任脉循行图（见图 40）

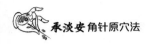

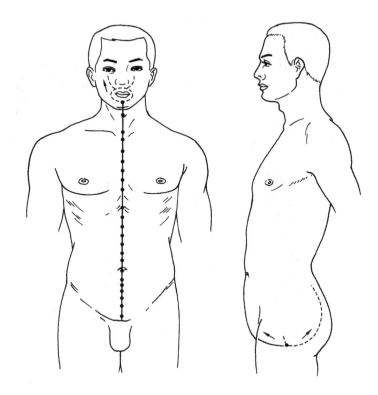

图 40 任脉循行图

任督二脉及与之相通的八脉交会穴列表见表 2：

表 2 任督脉八脉交会穴表

经脉	八脉交会穴
任脉	列缺穴
督脉	后溪穴

应用原则

一、辨经论治

人体的五脏六腑、四肢百骸、五官九窍、皮肉筋骨等组织器官，虽有各自不同的生理功能，但是一个互相联系、互为配合的有机整体。

十二经脉通过十二经别将体表与脏腑及脏腑之间联系起来，十五络脉及孙络、浮络等与十二经筋、十二皮部等将体表与体表及体表与脏腑、筋骨等紧密联系，奇经八脉又加强了经与经之间的联系。

每条经络有一定的循行部位和脏腑属络，可以反映经络本身及所属脏腑的病证，临床上根据疾病所出现的症状，结合经脉循行的部位及所联系的脏腑，可以指导分经辨证。中医经典和古代医家多有论述：

"能别阴阳十二经者，知病之所生，候虚实之所在者，能得病之高下。"（《灵枢·卫气》）

"察其所痛，左右上下，知其寒温，何经所在。"（《灵枢·官能》）

"脏腑阴阳各有其经，四肢筋骨各有其主，明其部以定经。"（明·张三锡《经络考》）

关于辨经论治，承淡安先生也曾经指出：

"经络满布在人体各部，并且所属所络都有其所根属的脏腑，所以病的征象也就脱离不了经络上的表现。"（《针灸学术讲稿·经络学说在针灸治疗上的应用》）

"针灸治疗，悉为对症治疗法，亦可云为局部疗法，以期不影响全体，故无用药之顾忌，与症状性质之必须分别，故针灸方法简单，只需依照症状，从其缓急而为对症之医治。"（《针灸杂志·肺病针灸治疗法》）

"因为它（针灸）有比其他一切医疗的特殊点，而且治病不需要有极详细的诊断，它是完全对症治疗，不论病因的，并且它的效用对于预防也有相当作用，不是纯粹治疗。"（《在苏南卫生建设委员会上的发言》）

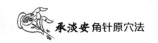

"总之，针灸能治好病，在我们中医学上的看法是疏通经络、宣导气血，包括了它的一切治病作用。"（《针灸学术讲稿·针灸治病的学理》）

角针原穴法所应用的辨经论治，就是运用经络理论，根据患者各种症状辨别其病变经络脏腑归属，选择相应原穴进行施治。

辨经论治具体方法如下：

（一）对于有明确和固定部位的不适症状，可以根据其所在部位有哪条或哪几条经脉通过而辨其与何经相关，即取相关经脉原穴施治

例如：

【头痛】前额头痛，足阳明胃经行于前额，可取足阳明胃经原穴冲阳穴；偏头痛，手少阳三焦经位于头侧部，可取手少阳三焦经原穴阳池穴；后头痛，足太阳膀胱经行于后项部，可取足太阳膀胱经原穴京骨穴；颠顶头痛，足厥阴肝经与督脉会于颠顶，可取足厥阴肝经原穴太冲穴。

【颈肩腰腿等肢节不适症状】可以根据对方主诉或仔细循按检查不适症状所在部位以辨经。这些异常反应在哪条经脉循行线上，就可辨为该经的症状，并取相关原穴施治。这些常见的异常反应包括疼痛、压痛、酸麻、局部肿胀等。如手部阳明经循行部位出现肿胀，可取手阳明大肠经原穴合谷穴；足部少阳经循行部位出现疼痛，可取足少阳胆经原穴丘墟穴。

【疮疡痈疖等外科病证】可按发病部位进行辨经。如前臂手阳明大肠经循行处红肿，即可取手阳明大肠经原穴合谷穴施治。若症状还涉及手少阳三焦经，可同时取手少阳三焦经原穴阳池穴。其他以此类推。

（二）对于脏腑不适症状，可结合不适脏腑所联系的经络进行辨经，然后取其原穴施治

不论是何种脏腑病，都可以取其原穴进行施治。例如：

【胃部不适】足阳明胃经属胃，可取足阳明胃经原穴冲阳穴。

【肺部不适】手太阴肺经属肺，可取手太阴肺经原穴太渊穴。

（三）辨经论治，临床会遇到一症涉及多经或多症涉及一经等情形。若是多症涉及一经，根据症状所涉及的经脉确定原穴施治；若是一症涉及两条、甚至多条经脉循行，不必一次将全部原穴取齐

例如：

【**胃部区域疼痛**】不适症状部位涉及足少阴肾经、足阳明胃经两条经脉，可采用以下方法：

其一，若确定是胃部不适，可取其本经足阳明胃经原穴冲阳穴施治。若施治后症状改善不明显，可取足少阴肾经原穴太溪穴施治。

其二，若不确定是否胃部不适，可在患部经脉循行原穴太溪穴、冲阳穴附近按压，看此腧穴附近是否有酸、疼、胀等敏感现象，然后选择较为敏感的原穴先行施治。

其三，不能确定是否是胃部不适，又无相对敏感的原穴，可于太溪穴、冲阳穴任取其一入手。

按上述方法取原穴施治后，若症状改善不明显，可按本书中的"极简配穴"相关方法配穴。

二、交叉取穴

交叉取穴，即"左取右、右取左"。

《黄帝内经》多处载有关于"左取右、右取左"的论述。如：

"故善用针者，从阴引阳，从阳引阴，以右治左，以左治右，以我知彼，以表知里，以观过与不及之理，见微得过，用之不殆。"（《素问·阴阳应象大论》）

"巨刺者，左取右，右取左。"（《灵枢·官针》）

"愿闻缪刺，以左取右，以右取左。"（《素问·缪刺论》）

"左取右、右取左"不仅在中医经典中多有表述，古代及近现代一些针灸名家也有较好实践。如：

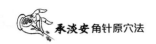

晋隋医家陈延之曾提出远道针灸法，头病皆灸手臂穴，心腹病皆灸胫足穴，左病乃灸右，右病皆灸左。

明代儒医李梴主张取穴即取经络之气，以未病部位为主，其具体应用为"左取右，右取左，手取足，足取头，头取手足三阳，胸腹取手足三阴，以不病者为主，病者为应。"

承淡安先生在《针灸精粹》中说："左针右病，或上下配合，利用反射作用或诱导作用，以祛除疾病，有着重要的意义。"

著名中医临床家、针灸学家李仲愚系统研究整理的《杵针治疗学》，其"远部取穴"法即包括"左病右取、右病左取""阴病取阳、阳病取阴"等方式。

王文远教授创立的"王氏平衡针疗法"，其基本取穴原则也包含"上下、左右相互取穴"，以及"左右对应取穴、前后对应取穴"等内容。

由黄帝内针传人杨真海先生传讲、中医名家刘力红先生整理的《黄帝内针》，其主要治则是"上病下治、下病上治""左病右治、右病左治""同气相求""阴阳倒换求"，明确"上下左右是定格，尤其是左右，更是定中之定，是大规范、大原则，不能违背"。

角针原穴法交叉取穴的具体应用原则和方法如下：

位于身体左边的症状，到右边取穴施治；位于身体右边的症状，到左边取穴施治。如：

【头侧部不适】头部左侧不适，经脉循行是手少阳三焦经，可取右侧手少阳三焦经原穴阳池穴施治；头部右侧不适，可取左侧手少阳三焦经原穴阳池穴施治。

若症状在中间，可任选一侧取穴施治，但不在双侧同时取穴。如：

【颠顶不适】症状在中间，可左右任取一侧足厥阴肝经原穴太冲穴施治。

若两侧都有症状，症状一侧比较明显，可将明显一侧作为主症定左右。如：

【头部两侧都有不适症状】左侧相对明显，即以左侧为主症定左右，取右侧手少阳三焦经原穴阳池穴施治。

若症状两边差不多，则左、右任取一侧，但左右两侧不同时取穴。如：

【头部两侧都有不适症状】两侧症状差不多，此时可左右任取一侧，即取单侧手少阳三焦经原穴阳池穴，同一次施治时不可两侧同时取穴。

若同时有多个症状，且两侧均有症状表现，可将相对严重的症状作为主症定左右，其他症状随之在所定一侧取穴，不同时在两侧取穴。如：

【头侧部不适伴其他部位不适】某患者头部两侧不适，同时伴有左侧肩关节附近不适，右侧臀部不适，但是头部左侧不适最为明显。

像这类情况，可以把头部左侧不适作为主症定左右，在其右侧取穴施治。那么，左侧肩关节附近不适取穴原则不变，依然是"左取右"；右侧臀部不适，如果也在这同一时段施治，也在右侧取穴。

如果右侧臀部不适不在这同一时段施治，而是在其他时段单独作为一个症状施治，则仍按照交叉取穴原则，在左侧取穴施治。

三、极简配穴

配穴是指选取主治相同或相近的腧穴加以配伍应用，其目的在于加强腧穴之间的协同作用，相辅相成，提高治疗效果。

根据角针原穴法远部选穴的特点，将 12 个原穴和 12 个络穴配合应用，与任督二脉相通的列缺穴和后溪穴配合应用。具体配穴方法有本经配穴、同名经配穴、表里经配穴和前后配穴。

（一）本经配穴

本经配穴，是指某一脏腑、经脉出现症状，根据脏腑根属经脉或症状所在部位涉及经脉选取本经原穴后，与本经络穴配合应用（见表 3 ）。如：

【前额头痛】涉及足阳明胃经，选取本经原穴冲阳穴后，同时配穴本经络穴丰隆穴。

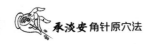

【胃部区域疼痛】不适症状区域若涉及足少阴肾经、足阳明胃经循行，分别选取其本经原穴太溪穴、冲阳穴后，可分别配本经络穴大钟穴、丰隆穴。

表 3　本经配穴表

经脉	原穴	配穴（本经）
手太阴肺经	太渊穴	列缺穴
手阳明大肠经	合谷穴	偏历穴
足阳明胃经	冲阳穴	丰隆穴
足太阴脾经	太白穴	公孙穴
手少阴心经	神门穴	通里穴
手太阳小肠经	腕骨穴	支正穴
足太阳膀胱经	京骨穴	飞扬穴
足少阴肾经	太溪穴	大钟穴
手厥阴心包经	大陵穴	内关穴
手少阳三焦经	阳池穴	外关穴
足少阳胆经	丘墟穴	光明穴
足厥阴肝经	太冲穴	蠡沟穴

（二）同名经配穴

人体手足同名经有 6 对（见表 4），即：

手太阴肺经与足太阴脾经为太阴同名经；

手厥阴心包经与足厥阴肝经为厥阴同名经；

手少阴心经与足少阴肾经为少阴同名经；

手阳明大肠经与足阳明胃经为阳明同名经；

手少阳三焦经与足少阳胆经为少阳同名经；

手太阳小肠经与足太阳膀胱经为太阳同名经。

表 4　同名经对应关系表

同名经	手经	足经
太阴同名经	手太阴肺经	足太阴脾经
厥阴同名经	手厥阴心包经	足厥阴肝经
少阴同名经	手少阴心经	足少阴肾经
阳明同名经	手阳明大肠经	足阳明胃经
少阳同名经	手少阳三焦经	足少阳胆经
太阳同名经	手太阳小肠经	足太阳膀胱经

同名经配穴，是在同名经"同气相求"理论指导下，将手足同名经的原穴或络穴配合应用。如：

【牙齿疼痛】取手阳明大肠经原穴合谷穴后，可配穴同名经足阳明胃经原穴冲阳穴或络穴丰隆穴。

【胸闷不适】取手厥阴心包经原穴大陵穴后，可配穴同名经足厥阴肝经原穴太冲穴或络穴蠡沟穴。

同名经配穴，一般配一穴即可，也可两穴同配，应用时根据症状变化而定（见表 5）。

表 5　同名经配穴表

经脉	原穴	配穴（同名经）
手太阴肺经	太渊穴	太白穴、公孙穴
手阳明大肠经	合谷穴	冲阳穴、丰隆穴
足阳明胃经	冲阳穴	合谷穴、偏历穴
足太阴脾经	太白穴	太渊穴、列缺穴
手少阴心经	神门穴	太溪穴、大钟穴
手太阳小肠经	腕骨穴	京骨穴、飞扬穴
足太阳膀胱经	京骨穴	腕骨穴、支正穴

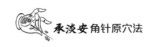

经脉	原穴	配穴（同名经）
足少阴肾经	太溪穴	神门穴、通里穴
手厥阴心包经	大陵穴	太冲穴、蠡沟穴
手少阳三焦经	阳池穴	丘墟穴、光明穴
足少阳胆经	丘墟穴	阳池穴、外关穴
足厥阴肝经	太冲穴	大陵穴、内关穴

为方便取穴，临床应用也可根据同名经"同气相求"理论，直接取同名经原穴施治。如：

【胃部不适】取足阳明胃经原穴冲阳穴。冲阳穴位于脚背，为方便取穴，可直接取同名经手阳明大肠经原穴合谷穴，在手部予以施治。

若遇一些特殊情况，如肢体残疾或其他情形，也可以通过这一方法灵活取穴。如：

【胃部不适】取足阳明胃经原穴冲阳穴。若该患者双下肢残缺，可取同名经手阳明大肠经原穴合谷穴，在手部予以施治。

【头侧部不适】取手少阳三焦经原穴阳池穴。若该患者双上肢残缺，可取同名经足少阳胆经原穴丘墟穴施治，在足部予以施治。

（三）表里经配穴

具有阴阳表里配合关系的经脉（见表6）如下：

手（足）太阴经与手（足）阳明经；

手（足）厥阴经与手（足）少阳经；

手（足）少阴经与手（足）太阳经。

表6　表里经对应关系表

表里经	手经	足经
太阴阳明（手）	手太阴肺经	手阳明大肠经
厥阴少阳（手）	手厥阴心包经	手少阳三焦经
少阴太阳（手）	手少阴心经	手太阳小肠经
太阴阳明（足）	足太阴脾经	足阳明胃经
厥阴少阳（足）	足厥阴肝经	足少阳胆经
少阴太阳（足）	足少阴肾经	足太阳膀胱经

　　表里经配穴，是根据脏腑、经脉的阴阳表里配合关系而采用的一种配穴方法。即某一脏腑、经脉出现症状，取其相表里的经脉原穴或络穴配合应用。如：

　　【头侧部疼痛】取手少阳三焦经原穴阳池穴，根据其表里经关系，配穴手厥阴心包经原穴大陵穴，或其络穴内关穴。

　　【腰部不适】取足太阳膀胱经原穴京骨穴，根据其表里经关系，配穴足少阴肾经原穴太溪穴，或其络穴大钟穴。

　　表里经配穴，一般配一穴即可，也可两穴同配，应用时根据症状变化而定（见表7）。

表7　表里经配穴表

经脉	原穴	配穴（表里经）
手太阴肺经	太渊穴	合谷穴、偏历穴
手阳明大肠经	合谷穴	太渊穴、列缺穴
足阳明胃经	冲阳穴	太白穴、公孙穴
足太阴脾经	太白穴	冲阳穴、丰隆穴
手少阴心经	神门穴	腕骨穴、支正穴
手太阳小肠经	腕骨穴	神门穴、通里穴
足太阳膀胱经	京骨穴	太溪穴、大钟穴

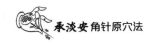

续表

经脉	原穴	配穴（表里经）
足少阴肾经	太溪穴	京骨穴、飞扬穴
手厥阴心包经	大陵穴	阳池穴、外关穴
手少阳三焦经	阳池穴	大陵穴、内关穴
足少阳胆经	丘墟穴	太冲穴、蠡沟穴
足厥阴肝经	太冲穴	丘墟穴、外关穴

（四）前后配穴

前后配穴，是指人体前部和后部的腧穴配合应用的方法。此处专指列缺穴、后溪穴配合应用（见表8）。

例如：

【后项正中不适】涉及督脉，取八脉交会穴后溪穴施治，可配穴八脉交会穴列缺穴。

同理，若症状涉及任脉，取八脉交会穴列缺穴，可配穴八脉交会穴后溪穴。

表8　前后配穴表

经脉	本经八脉交会穴	八脉交会穴配穴
任脉	列缺穴	后溪穴
督脉	后溪穴	列缺穴

（五）小结

临床应用时，本经配穴、同名经配穴、表里经配穴、前后配穴4种方法，既可以单独使用1种方法，也可以同时使用2种或3种方法；既可以取一穴，也可以取多穴。

但一般建议在取原穴施治3～5分钟后，若症状未缓解或改善不明显，可进行适当配穴。如：

【左侧耳部肿胀不适】取右侧手少阳三焦经原穴阳池穴。按压或按揉施治3～5分钟后，肿胀不适症状缓解不够明显，此时可适当进行配穴。

配穴方法可本经配穴取外关穴，可同名经配穴取足少阳胆经丘墟穴或光明穴，也可表里经配穴取手厥阴心包经大陵穴或内关穴。

所有配穴均在所取原穴同侧。

比如，本例所取原穴在右侧，其配穴也须在右侧，即在所取原穴同侧进行施治。

总体来说，临床一般情况下，择其一二即可，不必全部配齐，"精简疏针"是角针原穴法的基本特点。

明代儒医李梴曾言，"百病一针为率，多则四针，满身针者可恶。"

四、治神守气

"凡刺之真，必先治神"。(《素问·宝命全形论》)

治神守气是针灸治疗的重要内容，对施治者及被治者双方都十分重要。这不仅能更好地发挥针灸疗法的作用，提高治疗效果，还能有效防止针灸意外事故的发生。

《素问·移精变气论》中有这么一段对话，黄帝想了解诊治疾病的关键，对岐伯说："愿闻要道。"

岐伯说："治之要极，无失色脉，用之不惑，治之大则。逆从到行，标本不得，亡神失国。去故就新，乃得真人。"

黄帝说："余闻其要于夫子矣，夫子言不离色脉，此余之所知也。"

岐伯于是说："治之极于一。"

黄帝又问："何谓一？"

岐伯继续说："一者，因得之。"

黄帝问："奈何？"

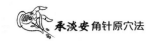

岐伯说："闭户塞牖，系之病者，数问其情，以从其意。得神者昌，失神者亡。"

黄帝说："善。"

"得神者昌，失神者亡"，可见"治神"在施治过程中的重要性。

怎样实现治神守气呢？

对于施治者而言，施治前要让自己保持身心平和，如《大医精诚》所言："凡大医治病，必先安神定志，无欲无求"。施治时，要专心把注意力放在患者身上，或是关注对方患处所在，注意观察对方症状变化，如《灵枢·九针十二原》所云："神在秋毫，属意病者。""神属勿去，知病存亡。"

对于患者而言，施治前要先放松身心、专心诚意；接受施治时则静心体会或观察患处变化，不要看手机、听音乐、与他人聊天等，而是要神志专一配合施治，所谓"制其神，令其气行也"。

引导患者治神守气的具体方法，可以采取以下一些形式：

比如，对颈椎、肩颈、腰背等部位的症状，在按压或按揉相关腧穴的同时，可引导对方轻缓活动患部，比较施治前后的症状变化。

比如，对头部、胃部、腹部等无法活动患部的症状，在按压或按揉相关腧穴的同时，可引导对方体会和观察患部在施治前后的症状变化。

比如，对于一些不便活动或体会患部的症状，如失眠等，可以引导患者在施治同时，轻轻关注并自然深呼吸。

对于日常自我保健，按压或按揉相关腧穴的同时，亦需要通过自我活动或体会患处变化等方式观察了解症状变化。

治神守气，从根本上而言，是针灸治疗过程中充分调动施治者与患者双方积极性，提高针灸疗效的一项关键措施。临床应用时法无定法，重点是引导患者"精神内守""形与神俱"，以促进和实现阴阳自和。

明代针灸学家杨继洲如是言："不得其要，虽取穴之多亦无以济人；苟得其要，则虽会通之简亦足以成功，唯在善灸者加之意焉耳。"

关于治神守气，承淡安先生有以下主要论述：

"病者、医家心灵之未能统一，亦不易呈显着之效果也。洵乎20世纪之人，不明医理之半耳，余讲授针理之时，每注意于心灵之如何修养、如何运用者，盖有故也。希我同门能深味此义而善运用之，不特斯道之玄奥神秘，可了如指掌；临证应病，亦可得心而应手矣。"（《针灸薪传集》序）

"仆在讲堂屡为诸生言之，针之有伟效乃包含物理、心理、哲理三者而成，物理疗法非有心理、哲理之运用，不易彰心理、哲理之运施，非助以物理之感应不易显轻重强弱之刺激，乃属物理疗法仅占三者之一耳，凭此一点决不能收惊人之伟效，必借暗示法（心理）之得，当与双方精诚（哲理）之联系，于是相得而益彰矣，针臂痛而复射此腿脚而能行，岂偶然哉。"（《复函》）

山东中医药大学高树中教授在其所著《一针疗法》中也多次提及类似方法。

如在给某颈项部疼痛患者用后溪穴治疗，找到压痛点后以指代针按揉，同时让病人活动患处。

如用阳陵泉穴给某女性患者治疗肩周炎，在让患者大声咳嗽的同时，嘱咐患者活动肩部。

如治疗急性腰扭伤时，亦强调在针后要配合腰部活动，远道取穴时尤其如此。

再如，对于胃脘痛的患者，则在以指代针按揉时，同时令患者行缓慢而深长的腹式呼吸。

高树中教授总结说："找准穴位，随咳进针，用对手法，活动患部是一针疗法取效的关键所在。本书所用的一针疗法，一般都是采取这些方法。"

黄帝内针疗法也十分强调治神的作用，"考量针刺的疗效，能不能立竿见影，能不能犹拔刺也，犹雪污也，犹决闭也，犹解结也，实在是要看看能否发挥君火的作用，能否实现守神。"

黄帝内针提出用"感"来实现身心的贯通，因为"通过感而促进自身阴阳的互生、互化、互通、互用，从而达成上以养心、中以养身、下以疗疾，三医和合的境界""身心能够贯通，自然就形与神俱了"。

"感"的方法，黄帝内针称之为"导引"，并且提出："从阴引阳，从阳引阴，既是针道的总则，亦是导引的总则。也可以说，黄帝内针之所以法简而效宏，与导引的参与不无关系。导引启中、用中，进而和合阴阳。""医患之间必须相得，这是病愈的前提。""黄帝内针的妙用在于守神，在于得神，而心为神之主，上述的医患相得，即指心之相得。"

《素问·上古天真论》云："恬淡虚无，真气从之，精神内守，病安从来"，只有达到"形与神俱"的理想状态，方能"尽终其天年"，甚或"度百岁乃去"。

操作步骤与注意事项

角针原穴法是利用角针作为工具，施治时不刺入人体肌肤，同时辅以按压或按揉等普通手法，从而达到刺激腧穴、疏通经络、行气活血、调和阴阳的目的。

　　角针原穴法操作简便，取穴均在四肢远端腕踝部位，对施术体位一般没有特别要求，可坐可卧。若在腕部附近取穴施治，一般坐着即可；若在踝部附近取穴施治，可坐、可卧，以施治双方舒适为宜。

　　但在实际应用中，需要按照一定的流程和规范，用心操作，诚意施治。

一、操作步骤及要点

角针原穴法操作主要分"问、辨、定、治、察"5个步骤。即问明症状、辨清经络、选定原穴、按揉施治、观察变化。

（一）问明症状

根据患者自述或循按检查、询问等方式，确认症状所在部位或所属脏腑。

询问症状时，语言简明扼要，重视患者主诉，同时注意多与患者沟通交流，引导患者放松身体、集中精神、配合施治。

（二）辨清经络

根据症状所在部位或所属脏腑，辨识所涉经脉循行。

（三）选定原穴

根据"左取右、右取左"原则，确定施治原穴。

（四）按揉施治

在所选原穴贴上角针，注意将针尖按于腧穴中心点附近。然后用拇指或食指等抵住角针底部，施以按压或按揉等手法。

若所选腧穴涉及多个，根据腧穴所在部位，以方便施治为原则，可逐个或同时进行按压或按揉。

1. 施治手法

用拇指或食指抵住角针底部进行按压或按揉。若选择按压，上下点按即可。若选择按揉，顺时针、逆时针方向均可。

承淡安先生在毫针操作中，有以下论述：

"古人捻针左右之分，其自信力之坚决即有发挥其心力于指上之，可能加以暗示之相孚乃收捷效于俄项。"

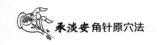

"至于左转右转之法，在手术中亦为重要之一，但不能目为补泻之要法，更不可以其经络上行下行而另有分别。"

"在左转右转之中其指力之偏向亦常，依左右之关系而有偏重偏轻之分。如在左转而指力不偏向左者，效亦不显，右亦如之此，当注意者也。用针之秘亦尽于此矣"。(《复函》)

角针与毫针工具不同，无须行"左转右转之法"，但在按压或按揉的"心力""指力"运用上，两者有着异曲同工之妙。

因此，施行按压或按揉手法时，要注意"属意病者""无视左右"，始终将心意贯通和渗透于施治全过程。

在按揉快慢上，以不疾不徐为宜，施治双方保持松静自然、心意相通。

2. 施治力度

承淡安先生主张"胸腹背诸穴，皆用补法；四肢诸穴，皆用疏法"。(《肺病针灸治疗法》)此处所言疏法为不轻不重之刺激，是淡安针法心法之一。

角针原穴法取穴均在四肢远端，故按压或按揉的力度大小，根据对方形体肥瘦、身体强弱、施治部位等灵活掌握，不轻不重，以对方无刺激偏重或疼痛不适之感为宜。

3. 施治时长

角针原穴法是对症而治，按压或按揉的时长根据施治后症状变化情况而定。每个腧穴的施治时间，一般掌握在 2 ~ 3 分钟左右。

若施治后症状缓解或消失，可停止按压或按揉。若症状缓解或改善缓慢，可适当延长施治时间。若症状出现反复，可及时进行按压或按揉，没有明确时间、次数等限制。日常保健可随时施治，一天可做多次。

（五）观察变化

按压或按揉施治的同时，施治者要随时观察和了解患者症状变化，并注意引导患者自己静心体会或观察症状变化。这样便于施治者了解和评估施治效果，同时也可以较好地引导患者治神守气，发挥角针施治效果。

按上述方法施治后，若症状缓解或改善不明显，可适当进行配穴，然后重复进行上述第四、第五操作步骤。

施治结束，角针可留置半小时左右后取下，留置时间一般不超过 1 小时。

案例 1

某患者自述左肩前外侧酸痛不适，根据患者自述及循按检查，确认不适症状主要在手阳明大肠经区域，经脉循行考虑手阳明大肠经，原穴为合谷穴。

根据"左取右、右取左"交叉取穴原则，症在左侧，取右侧手阳明大肠经原穴合谷穴施治。在患者右手合谷穴贴上角针，然后进行按压或按揉，同时引导患者轻缓活动患部，观察并了解症状变化。

如果按揉后症状缓解或变化程度不够明显，可以适当进行配穴。

本经配穴选择偏历穴，同名经配穴选择足部冲阳穴或丰隆穴，表里经配穴选择太渊穴或列缺穴。这些配穴方法根据症状变化，一般择其一二即可。

如果在循按检查时发现症状还涉及手少阳三焦经，那么在选择原穴时，还可以考虑阳池穴，依然是"左取右、右取左"交叉取穴，然后贴上角针进行按揉，同时引导患者轻缓活动患部。若症状缓解或变化不明显，同样可按前述办法适当配穴。

案例 2

某患者呃逆呕吐，经脉循行考虑足阳明胃经，取足阳明胃经原穴冲阳穴。

症状不能区分左右，可任意在左脚或右脚上取穴施治。

为施治方便，也可直接取同名经手阳明大肠经原穴合谷穴施治。

施治同时注意观察并引导患者体会患部症状变化。如果施治后症状缓解不明显，可适当进行配穴。

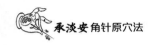

二、操作注意事项

角针原穴法安全方便，一般无针刺治疗可能出现的一些异常情况。操作过程中需注意以下事项：

1.患者过于紧张、饥饿、疲劳、饱腹及酒后等不宜施治。

2.怀孕妇女原则上不宜施治。特殊情况下确需施治的，应注意手法轻柔。

3.防范晕针现象。施治过程中或结束后，极少数患者可能会出现"晕针"现象。

患者若出现头晕、目眩、心慌、恶心、乏力，甚至晕厥现象，应立即停止按压或按揉，取下角针，然后将患者放平，头部放低，松开衣带，给予温水或红糖水，一般很快会恢复正常。

如果情形严重，需施以急救措施，比如提拉腋前大筋，艾灸涌泉穴、劳宫穴、神阙穴等。若病情危急，应及时配合其他抢救措施。

4.施治后两小时内，不宜接触冷水、进食生冷食物及进行剧烈活动等。

5.个别症状若施治无效、反复发作或出现加重现象，应及时就医，针对病因予以治疗。

常见症状应用

一、头部疼痛

（一）症状表现

头部胀痛、抽痛、跳痛、空痛等。

（二）经脉循行

1. 足阳明胃经："循发际，至额颅。"

2. 手少阳三焦经："上项，系耳后，直上出耳上角，以屈下颊至颐。""其支者，从耳后入耳中，出走耳前，过客主人前，交颊，至目锐眦。"

3. 足少阳胆经："起于目锐眦，上抵头角，下耳后。""其支者，从耳后入耳中，出走耳前，至目锐眦后。"

4. 足太阳膀胱经："起于目内眦，上额，交巅。""其支者，从巅至耳上角。""其直者，从巅入络脑，还别下项。"

5. 足厥阴肝经："上出于额部，与督脉会于巅。"

6. 督脉："并于脊里，上至风府，入属于脑。""上巅，循额，至鼻柱。"

（三）辨经取穴

1. 前额、眉棱、鼻根部不适　取患部对侧足阳明胃经原穴**冲阳穴**。

为方便取穴，根据同名经"同气相求"理论，可取同名经手阳明大肠经原穴**合谷穴**。

症状若涉及前额、眉棱中间及鼻根部，还可取足太阳膀胱经原穴**京骨穴**、八脉交会穴**后溪穴**。

为方便取穴，根据同名经"同气相求"理论，足太阳膀胱经**京骨穴**可取同名经手太阳小肠经原穴**腕骨穴**。

症状若在中间或两侧相似，左右任取一侧；症状一侧相对严重，以该侧为主症，按"左取右、右取左"在对侧取穴。

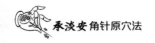

2. 侧头部不适　取患部对侧手少阳三焦经原穴**阳池穴**、足少阳胆经原穴**丘墟穴**。

根据同名经"同气相求"理论，可取两经原穴之一。为方便取穴，可取手少阳三焦经原穴**阳池穴**。

症状若两侧相似，左右任取一侧；症状一侧相对严重，以该侧为主症，按"左取右、右取左"在对侧取穴。

3. 后枕部不适　取患部对侧足太阳膀胱经原穴**京骨穴**、八脉交会穴**后溪穴**。

为方便取穴，根据同名经"同气相求"理论，足太阳膀胱经原穴**京骨穴**可取同名经手太阳小肠经原穴**腕骨穴**。

症状若在中间或两侧相似，左右任取一侧；症状一侧相对严重，以该侧为主症，按"左取右、右取左"在对侧取穴。

4. 颠顶部不适　取足厥阴肝经原穴**太冲穴**、八脉交会穴**后溪穴**。

为方便取穴，根据同名经"同气相求"理论，足厥阴肝经原穴**太冲穴**可取同名经手厥阴心包经原穴**大陵穴**。

症状在中间，左右任取一侧。

（四）操作施治

贴上角针后按压或按揉施治，同时注意引导患者体会患处症状变化，可轻抚、按揉患部等。若症状改善不明显，可予以适当配穴。

（五）配穴方法

1. 手阳明大肠经原穴合谷穴

本经配穴：偏历穴。

同名经配穴：足阳明胃经冲阳穴或丰隆穴。

表里经配穴：手太阴肺经太渊穴或列缺穴。

2. 足阳明胃经原穴冲阳穴

本经配穴：丰隆穴。

同名经配穴：手阳明大肠经合谷穴或偏历穴。

表里经配穴：足太阴脾经太白穴或公孙穴。

3. 手少阳三焦经原穴阳池穴

本经配穴：外关穴。

同名经配穴：足少阳胆经丘墟穴或光明穴。

表里经配穴：手厥阴心包经大陵穴或内关穴。

4. 足少阳胆经原穴丘墟穴

本经配穴：光明穴。

同名经配穴：手少阳三焦经阳池穴或外关穴。

表里经配穴：足厥阴肝经太冲穴或蠡沟穴。

5. 手太阳小肠经原穴腕骨穴

本经配穴：支正穴。

同名经配穴：足太阳膀胱经京骨穴或飞扬穴。

表里经配穴：手少阴心经神门穴或通里穴。

6. 足太阳膀胱经原穴京骨穴

本经配穴：飞扬穴。

同名经配穴：手太阳小肠经腕骨穴或支正穴。

表里经配穴：足少阴肾经太溪穴或大钟穴。

7. 手厥阴心包经原穴大陵穴

本经配穴：内关穴。

同名经配穴：足厥阴肝经太冲穴或蠡沟穴。

表里经配穴：手少阳三焦经阳池穴或外关穴。

8. 足厥阴肝经原穴太冲穴

本经配穴：蠡沟穴。

同名经配穴：手厥阴心包经大陵穴或内关穴。

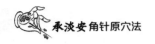

表里经配穴：足少阳胆经丘墟穴或光明穴。

9. 八脉交会穴后溪穴

前后配穴：八脉交会穴列缺穴。

（六）按语

上述诸症经多次施治，若症状改善不明显，或者有加重现象，应及时就医检查治疗。

若兼见其他不适症状，按本章相关症状处理方法对症而治。

比如，头痛不适，同时还伴有胃部不适，可根据本章"胃痛、呕吐、呃逆症状"处理方法对症而治。

二、眼部肿胀、痒痛、干涩，视物不清

（一）症状表现

眼睛局部肿胀、干涩、红赤、痛痒、流泪，视物不清等。

（二）经脉循行

1. 手少阳三焦经："过客主人前，交颊，至目锐眦。"

2. 足少阳胆经："起于目锐眦，上抵头角。""其支者，从耳后入耳中，出走耳前，至目锐眦后。""其支者，别锐眦。"

3. 手太阳小肠经："上颊，至目锐眦。""其支者，别颊上䪼，抵鼻，至目内眦（斜络于颧）。"

4. 足太阳膀胱经："起于目内眦，上额。"

5. 手少阴心经："上夹咽，系目系。"

6. 足厥阴肝经："连目系，上出于额部。""其支者，从目系下颊里。"

7. 任脉："上颐，循面，入目。"

（三）辨经取穴

1. 不适症状在外眼角部位，可取患部对侧手少阳三焦经原穴**阳池穴**或足少阳胆经原穴**丘墟穴**、手太阳小肠经原穴**腕骨穴**。

为方便取穴，根据同名经"同气相求"理论，足少阳胆经原穴**丘墟穴**可取同名经手少阳三焦经原穴**阳池穴**。

2. 不适症状在内眼角部位，可取患部对侧手太阳小肠经原穴**腕骨穴**或足太阳膀胱经原穴**京骨穴**。

为方便取穴，可取同名经手太阳小肠经原穴**腕骨穴**。

3. 不适症状在眼球部位，可取患部对侧手少阴心经原穴**神门穴**、足厥阴肝经原穴**太冲穴**、八脉交会穴**列缺穴**。

为方便取穴，足厥阴肝经原穴**太冲穴**，可取同名经手厥阴心包经原穴**大陵穴**。

4. 眼部区域不适症状，根据临床经验用穴，也可取患部对侧足阳明胃经原穴**冲阳穴**。为方便取穴，可取同名经手阳明大肠经原穴**合谷穴**。

不适症状若双目均有且程度相似，左右任取一侧；症状一侧相对严重，以该侧为主症，按"左取右、右取左"在对侧取穴。

（四）操作施治

贴上角针后按压或按揉施治，同时注意引导患者体会患处症状变化，可闭眼静心感受或轻抚、按揉患部等。若症状改善不明显，可予以适当配穴。

（五）配穴方法

1. 手少阳三焦经原穴阳池穴

本经配穴：外关穴。

同名经配穴：足少阳胆经丘墟穴或光明穴。

表里经配穴：手厥阴心包经大陵穴或内关穴。

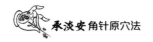

2. 足少阳胆经原穴丘墟穴

本经配穴：光明穴。

同名经配穴：手少阳三焦经阳池穴或外关穴。

表里经配穴：足厥阴肝经太冲穴或蠡沟穴。

3. 手太阳小肠经原穴腕骨穴

本经配穴：支正穴。

同名经配穴：足太阳膀胱经京骨穴或飞扬穴。

表里经配穴：手少阴心经神门穴或通里穴。

4. 足太阳膀胱经原穴京骨穴

本经配穴：飞扬穴。

同名经配穴：手太阳小肠经腕骨穴或支正穴。

表里经配穴：足少阴肾经太溪穴或大钟穴。

5. 手少阴心经原穴神门穴

本经配穴：通里穴。

同名经配穴：足少阴肾经太溪穴或大钟穴。

表里经配穴：手太阳小肠经腕骨穴或支正穴。

6. 手厥阴心包经原穴大陵穴

本经配穴：内关穴。

同名经配穴：足厥阴肝经太冲穴或蠡沟穴。

表里经配穴：手少阳三焦经阳池穴或外关穴。

7. 足厥阴肝经原穴太冲穴

本经配穴：蠡沟穴。

同名经配穴：手厥阴心包经大陵穴或内关穴。

表里经配穴：足少阳胆经丘墟穴或光明穴。

8. 八脉交会穴列缺穴

前后配穴：八脉交会穴后溪穴。

9. 手阳明大肠经原穴合谷穴

本经配穴：偏历穴。

同名经配穴：足阳明胃经冲阳穴或丰隆穴。

表里经配穴：手太阴肺经太渊穴或列缺穴。

10. 足阳明胃经原穴冲阳穴

本经配穴：丰隆穴。

同名经配穴：手阳明大肠经合谷穴或偏历穴。

表里经配穴：足太阴脾经太白穴或公孙穴。

（六）按语

导致眼睛不适的病因病机很多，症状表现及病名各异，如目赤肿痛、麦粒肿、眼睑下垂、近视等，但症状均表现在眼部区域，可根据症状所在部位辨经取穴。

本方法对近视、斜视等治疗有一定辅助作用，施治同时要嘱咐患者注意养成健康用眼习惯，注意休息，适度锻炼，避免生冷饮食等。

对一些具有传染性的症状，须注意洗脸用具隔离等防护措施。

若兼见其他不适症状，按本章相关症状处理方法对症而治。

三、耳部肿痛、闷胀，耳鸣

（一）症状表现

耳内鸣响，听力下降，耳部疼痛、肿胀、沉闷、流脓及耳聋等。

（二）经脉循行

1. 手少阳三焦经："上项，系耳后，直上出耳上角，以屈下颊至𬶐。""其支者，从耳后入耳中，出走耳前，过客主人前，交颊，至目锐眦。"

2. 足少阳胆经："起于目锐眦，上抵头角下耳后。""其支者，从耳后入耳

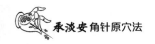

中，出走耳前，至目锐眦后。"

3. 手太阳小肠经："至目锐眦，却入耳中。"

4. 足阳明胃经："循颊车，上耳前，过客主人，循发际，至额颅。"

（三）辨经取穴

1. 取患部对侧手少阳三焦经原穴**阳池穴**或足少阳胆经原穴**丘墟穴**。

手足少阳经为同名经，一般情况下取其一，为方便取穴，可取手少阳三焦经原穴**阳池穴**。

2. 若症状改善不明显，可取患部对侧手太阳小肠经原穴**腕骨穴**或足阳明胃经原穴**冲阳穴**。两穴可单取，也可同取。

为方便取穴，足阳明胃经原穴**冲阳穴**可取同名经手阳明大肠经原穴**合谷穴**。

不适症状若双耳均有且程度相似，左右任取一侧；症状一侧相对严重，以该侧为主症，按"左取右、右取左"在对侧取穴。

（四）操作施治

贴上角针后按压或按揉施治，同时注意引导患者体会患处症状变化，可轻抚、按揉患部等。若症状改善不明显，可予以适当配穴。

（五）配穴方法

1. 手少阳三焦经原穴阳池穴

本经配穴：外关穴。

同名经配穴：足少阳胆经丘墟穴或光明穴。

表里经配穴：手厥阴心包经大陵穴或内关穴。

2. 足少阳胆经原穴丘墟穴

本经配穴：光明穴。

同名经配穴：手少阳三焦经阳池穴或外关穴。

表里经配穴：足厥阴肝经太冲穴或蠡沟穴。

3.手太阳小肠经原穴腕骨穴

本经配穴：支正穴。

同名经配穴：足太阳膀胱经京骨穴或飞扬穴。

表里经配穴：手少阴心经神门穴或通里穴。

4.手阳明大肠经原穴合谷穴

本经配穴：偏历穴。

同名经配穴：足阳明胃经冲阳穴或丰隆穴。

表里经配穴：手太阴肺经太渊穴或列缺穴。

5.足阳明胃经原穴冲阳穴

本经配穴：丰隆穴。

同名经配穴：手阳明大肠经合谷穴或偏历穴。

表里经配穴：足太阴脾经太白穴或公孙穴。

（六）按语

除耳部肿痛、闷胀、耳鸣等症外，耳部区域其他不适症状亦可仿此处理。若兼见其他不适症状，按本章相关症状处理方法对症而治。

四、鼻塞、流涕、流鼻血

（一）症状表现

鼻痒、鼻塞、流涕（清涕、浊涕）、打喷嚏、流鼻血、嗅觉减退等。

（二）经脉循行

1.手阳明大肠经："交人中，左之右、右之左，上夹鼻孔。"

2.足阳明胃经："起于鼻，交頞中，旁约太阳之脉，下循鼻外。"

3.督脉："循额，至鼻柱。"

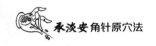

（三）辨经取穴

取手阳明大肠经原穴**合谷穴**、足阳明胃经原穴**冲阳穴**、八脉交会穴**后溪穴**。

手阳明大肠经、足阳明胃经为同名经，一般情况下可取其一。为方便取穴，可取手阳明大肠经原穴**合谷穴**。

鼻部不适症状在中间，左右任取一侧。

（四）操作施治

贴上角针后按压或按揉施治，同时注意引导患者体会患处症状变化，可轻微吸鼻或轻抚、按揉患部等。若症状改善不明显，可予以适当配穴。

（五）配穴方法

1. 手阳明大肠经原穴合谷穴

穴本经配穴：偏历穴。

同名经配穴：足阳明胃经冲阳穴或丰隆穴。

表里经配穴：手太阴肺经太渊穴或列缺穴。

2. 足阳明胃经原穴冲阳穴

本经配穴：丰隆穴。

同名经配穴：手阳明大肠经合谷穴或偏历穴。

表里经配穴：足太阴脾经太白穴或公孙穴。

3. 八脉交会穴后溪穴

前后配穴：八脉交会穴列缺穴。

（六）按语

除鼻塞、流涕、流鼻血等症外，鼻部区域其他不适症状亦可仿此处理。

若兼见其他不适症状，按本章相关症状处理方法对症而治。

五、牙痛、牙龈红肿

（一）症状表现

牙齿疼痛、牙龈红肿或出血、牙齿浮动等。

（二）经脉循行

1. 手阳明大肠经："贯颊，入下齿中；还出夹口，交人中，左之右、右之左，上夹鼻孔。"

2. 足阳明胃经："下循鼻外，入上齿中，还出夹口，环唇，下交承浆。""其支者，从大迎前，下人迎。"

3. 手太阳小肠经："从缺盆循颈，上颊，至目锐眦。"

4. 手少阳三焦经："出走耳前，过客主人前，交颊，至目锐眦。"

5. 足少阳胆经："出走耳前，至目锐眦后。""其支者，别锐眦，下大迎。""抵于颐，下加颊车。"

6. 足厥阴肝经："其支者，从目系下颊里，环唇内。"

（三）辨经取穴

1. 上齿区域疼痛等不适，取对侧足阳明胃经原穴**冲阳穴**；下齿区域疼痛等不适，取对侧手阳明大肠经原穴**合谷穴**。

为方便取穴，根据同名经"同气相求"理论，牙痛等症状可直接取手阳明大肠经原穴**合谷穴**。

2. "经脉所过，主治所及"，牙齿疼痛、牙龈红肿等不适，根据症状所在部位，还可取对侧手少阳三焦经原穴**阳池穴**、足少阳胆经原穴**丘墟穴**、手太阳小肠经原穴**腕骨穴**、足厥阴肝经原穴**太冲穴**。

为方便取穴，手、足少阳经可取手少阳三焦经原穴**阳池穴**，足厥阴肝经可取同名经手厥阴心包经原穴**大陵穴**。

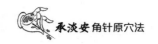

不适症状若两侧均有且程度相似，左右任取一侧；症状一侧相对严重，以该侧为主症，按"左取右、右取左"在对侧取穴。

（四）操作施治

贴上角针后按压或按揉施治，同时注意引导患者体会患处症状变化，可轻轻叩齿咬牙、轻抚患部等。若症状改善不明显，可予以适当配穴。

（五）配穴方法

1. 手阳明大肠经原穴合谷穴

本经配穴：偏历穴。

同名经配穴：足阳明胃经冲阳穴或丰隆穴。

表里经配穴：手太阴肺经太渊穴或列缺穴。

2. 足阳明胃经原穴冲阳穴

本经配穴：丰隆穴。

同名经配穴：手阳明大肠经合谷穴或偏历穴。

表里经配穴：足太阴脾经太白穴或公孙穴。

3. 手少阳三焦经原穴阳池穴

本经配穴：外关穴。

同名经配穴：足少阳胆经丘墟穴或光明穴。

表里经配穴：手厥阴心包经大陵穴或内关穴。

4. 足少阳胆经原穴丘墟穴

本经配穴：光明穴。

同名经配穴：手少阳三焦经阳池穴或外关穴。

表里经配穴：足厥阴肝经太冲穴或蠡沟穴。

5. 手太阳小肠经原穴腕骨穴

本经配穴：支正穴。

同名经配穴：足太阳膀胱经京骨穴或飞扬穴。

表里经配穴：手少阴心经神门穴或通里穴。

6. 手厥阴心包经原穴大陵穴

本经配穴：内关穴。

同名经配穴：足厥阴肝经太冲穴或蠡沟穴。

表里经配穴：手少阳三焦经阳池穴或外关穴。

7. 足厥阴肝经原穴太冲穴

本经配穴：蠡沟穴。

同名经配穴：手厥阴心包经大陵穴或内关穴。

表里经配穴：足少阳胆经丘墟穴或光明穴。

（六）按语

牙痛等症状若反复施治无效，应及时就医，针对病因予以治疗。

若兼见其他不适症状，按本章相关症状处理方法对症而治。

六、口腔溃疡、肿痛

（一）症状表现

唇、舌、颊、上颚等部位溃疡、肿痛。

（二）经脉循行

1. 足太阴脾经："夹咽，连舌本，散舌下。"

2. 足少阴肾经："循喉咙，夹舌本。"

3. 足厥阴肝经："其支者，从目系下颊里，环唇内。"

4. 足阳明胃经："入上齿中，还出夹口，环唇，下交承浆。"

5. 手阳明大肠经："贯颊，入下齿中；还出夹口，交人中，左之右、右之左，上夹鼻孔。"

6. 任脉："上颐，循面，入目。"

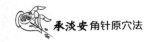

（三）辨经取穴

1.溃疡、肿痛等在舌体部位，可取对侧足太阴脾经原穴**太白穴**、足少阴肾经原穴**太溪穴**。

为方便取穴，可取同名经手太阴肺经原穴**太渊穴**、手少阴心经原穴**神门穴**。

"面口合谷求"，根据临床经验用穴，手阳明大肠经原穴**合谷穴**也是可取之穴。

2.溃疡、肿痛等在颊、上颚等部位，可取对侧足厥阴肝经原穴**太冲穴**、手阳明大肠经原穴**合谷穴**、足阳明胃经原穴**冲阳穴**、八脉交会穴**列缺穴**。

为方便取穴，足厥阴肝经可取同名经手厥阴心包经原穴**大陵穴**，手、足阳明经可取手阳明大肠经原穴**合谷穴**。

不适症状若在中间或两侧均有且程度相似，左右任取一侧；症状一侧相对严重，以该侧为主症，按"左取右、右取左"在对侧取穴。

（四）操作施治

贴上角针后按压或按揉施治，同时注意引导患者体会患处症状变化，可轻抚、轻舔患部等。若症状改善不明显，可予以适当配穴。

（五）配穴方法

1.手太阴肺经原穴太渊穴

本经配穴：列缺穴。

同名经配穴：足太阴脾经太白穴或公孙穴。

表里经配穴：手阳明大肠经合谷穴或偏历穴。

2.足太阴脾经原穴太白穴

本经配穴：公孙穴。

同名经配穴：手太阴肺经太渊穴或列缺穴。

表里经配穴：足阳明胃经冲阳穴或丰隆穴。

3. 手少阴心经原穴神门穴

本经配穴：通里穴。

同名经配穴：足少阴肾经太溪穴或大钟穴。

表里经配穴：手太阳小肠经腕骨穴或支正穴。

4. 足少阴肾经原穴太溪穴

本经配穴：大钟穴。

同名经配穴：手少阴心经神门穴或通里穴。

表里经配穴：足太阳膀胱经京骨穴或飞扬穴。

5. 手厥阴心包经原穴大陵穴

本经配穴：内关穴。

同名经配穴：足厥阴肝经太冲穴或蠡沟穴。

表里经配穴：手少阳三焦经阳池穴或外关穴。

6. 足厥阴肝经原穴太冲穴

本经配穴：蠡沟穴。

同名经配穴：手厥阴心包经大陵穴或内关穴。

表里经配穴：足少阳胆经丘墟穴或光明穴。

7. 手阳明大肠经原穴合谷穴

本经配穴：偏历穴。

同名经配穴：足阳明胃经冲阳穴或丰隆穴。

表里经配穴：手太阴肺经太渊穴或列缺穴。

8. 足阳明胃经原穴冲阳穴

本经配穴：丰隆穴。

同名经配穴：手阳明大肠经合谷穴或偏历穴。

表里经配穴：足太阴脾经太白穴或公孙穴。

9. 八脉交会穴列缺穴

前后配穴：八脉交会穴后溪穴。

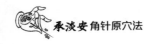

（六）按语

若兼见其他不适症状，按本章相关症状处理方法对症而治。

七、面部痤疮、肿痛，面肌痉挛

（一）症状表现

面部痤疮、肿痛，面肌痉挛等。

（二）经脉循行

1. 手阳明大肠经："贯颊，入下齿中；还出夹口，交人中，左之右、右之左，上夹鼻孔。"

2. 足阳明胃经："起于鼻，交頞中，旁约太阳之脉，下循鼻外，入上齿中，还出夹口，环唇，下交承浆，却循颐后下廉，出大迎，循颊车，上耳前，过客主人，循发际，至额颅。"

3. 手少阳三焦经："上项，系耳后，直上出耳上角，以屈下颊至𩑩。""其支者，从耳后入耳中，出走耳前，过客主人前，交颊，至目锐眦。"

4. 足少阳胆经："起于目锐眦，上抵头角，下耳后。""其支者，从耳后入耳中，出走耳前，至目锐眦后。""其支者，别锐眦，下大迎，合于手少阳，抵于𩑩，下加颊车。"

5. 手太阳小肠经："上颊，至目锐眦，却入耳中。""其支者，别颊上𩑩，抵鼻，至目内眦（斜络于颧）。"

6. 足太阳膀胱经："起于目内眦，上额。"

7. 督脉："循额，至鼻柱。"

8. 任脉："至咽喉，上颐，循面，入目。"

（三）辨经取穴

面部经脉循行较多，根据"精简疏针"原则，面部经脉循行可按照同名经

"同气相求"理论进行归并，为方便可在手部取穴。

具体归并方法：手太阳小肠经与足太阳膀胱经归并取**手太阳小肠经原穴**，手阳明大肠经与足阳明胃经归并取**手阳明大肠经原穴**，手少阳三焦经与足少阳胆经归并取**手少阳三焦经原穴**。八脉交会穴**后溪穴**、**列缺穴**不变。

根据面部经脉循行分布区域：

面部区域不适症状可先取对侧手阳明大肠经原穴**合谷穴**。

症状若涉及外眼角区域，可同时取对侧手少阳三焦经原穴**阳池穴**、手太阳小肠经原穴**腕骨穴**。

症状若涉及内眼角区域，可同时取对侧手太阳小肠经原穴**腕骨穴**。

症状在前额中间及鼻部区域，可同时取八脉交会穴**后溪穴**。

症状在下巴及唇口区域，可同时取八脉交会穴**列缺穴**。

不适症状若在中间或两侧均有且程度相似，左右任取一侧；症状一侧相对严重，以该侧为主症，按"左取右、右取左"在对侧取穴。

（四）操作施治

贴上角针后按压或按揉施治，同时注意引导患者体会患处症状变化，可轻抚或按揉患部等。若症状改善不明显，可予以适当配穴。

（五）配穴方法

1. 手阳明大肠经原穴合谷穴

本经配穴：偏历穴。

同名经配穴：足阳明胃经冲阳穴或丰隆穴。

表里经配穴：手太阴肺经太渊穴或列缺穴。

2. 手少阳三焦经原穴阳池穴

本经配穴：外关穴。

同名经配穴：足少阳胆经丘墟穴或光明穴。

表里经配穴：手厥阴心包经大陵穴或内关穴。

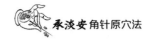
3. 手太阳小肠经原穴腕骨穴

本经配穴：支正穴。

同名经配穴：足太阳膀胱经京骨穴或飞扬穴。

表里经配穴：手少阴心经神门穴或通里穴。

4. 八脉交会穴后溪穴

前后配穴：八脉交会穴列缺穴。

5. 八脉交会穴列缺穴

前后配穴：八脉交会穴后溪穴。

（六）按语

为简化取穴和方便操作，对面部经脉循行根据同名经"同气相求"原理进行合理归并，这一取穴方法，亦可应用在其他部位或症状。

面部其他一些不适症状，如面部肿痛、抽痛、发热、黄褐斑以及其他皮肤不适症状亦可按上述方法予以辅助调理。

若兼见其他不适症状，按本章相关症状处理方法对症而治。

八、咽喉肿痛、颈前喉结两侧肿大

（一）症状表现

咽喉肿痛、吞咽不适、咽痒咽干、声音嘶哑、颈前喉结两侧肿大、结块等。

（二）经脉循行

1. 足阳明胃经："循喉咙，入缺盆。"

2. 手太阳小肠经："循咽下膈。"

3. 足太阴脾经："夹咽，连舌本。"

4. 手少阴心经："上夹咽，系目系。"

5. 足少阴肾经："循喉咙，夹舌本。"

6. 足厥阴肝经："循喉咙之后，上入颃颡。"

7. 任脉："至咽喉，上颐，循面，入目。"

（三）辨经取穴

取患部对侧足阳明胃经原穴**冲阳穴**、手太阳小肠经原穴**腕骨穴**、足太阴脾经原穴**太白穴**、手少阴心经原穴**神门穴**、足少阴肾经原穴**太溪穴**、足厥阴肝经原穴**太冲穴**、八脉交会穴**列缺穴**。

咽喉肿痛等不适，一般可先取足阳明经、足太阴经原穴，若症状改善不明显可取手、足少阴经及手太阳经原穴。

如果症状在咽喉前中间部位，涉及任脉循行，可取八脉交会穴**列缺穴**。列缺穴除了是与任脉相通的八脉交会穴，还是手太阴肺经的络穴，"一穴"可管手太阴肺经、手阳明大肠经两脉。

如果症状在喉咙后部区域，可选择足厥阴肝经原穴**太冲穴**。

颈前喉结两侧肿大结块症状，与肝经、胃经关系尤为密切，故原穴首选足阳明胃经及足厥阴肝经原穴。若症状改善不明显，可参照上述方法适当配穴或取少阴、太阳等其他经脉原穴。

为方便取穴，足阳明胃经原穴可取同名经手阳明大肠经原穴**合谷穴**；足太阴脾经原穴可取同名经手太阴肺经原穴**太渊穴**；手、足少阴经可归并取手少阴心经原穴**神门穴**；足厥阴肝经原穴可取同名经手厥阴心包经原穴**大陵穴**。

不适症状若在中间或两侧均有且程度相似，左右任取一侧；症状一侧相对严重，以该侧为主症，按"左取右、右取左"在对侧取穴。

（四）操作施治

贴上角针后按压或按揉施治，同时可引导患者轻抚患部或配合做吞咽动作等体会症状变化。若症状改善不明显，可予以适当配穴。

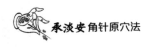

（五）配穴方法

1. 手阳明大肠经原穴合谷穴

本经配穴：偏历穴。

同名经配穴：足阳明胃经冲阳穴或丰隆穴。

表里经配穴：手太阴肺经太渊穴或列缺穴。

2. 足阳明胃经原穴冲阳穴

本经配穴：丰隆穴。

同名经配穴：手阳明大肠经合谷穴或偏历穴。

表里经配穴：足太阴脾经太白穴或公孙穴。

3. 手太阳小肠经原穴腕骨穴

本经配穴：支正穴。

同名经配穴：足太阳膀胱经京骨穴或飞扬穴。

表里经配穴：手少阴心经神门穴或通里穴。

4. 手太阴肺经原穴太渊穴

本经配穴：列缺穴。

同名经配穴：足太阴脾经太白穴或公孙穴。

表里经配穴：手阳明大肠经合谷穴或偏历穴。

5. 足太阴脾经原穴太白穴

本经配穴：公孙穴。

同名经配穴：手太阴肺经太渊穴或列缺穴。

表里经配穴：足阳明胃经冲阳穴或丰隆穴。

6. 手少阴心经原穴神门穴

本经配穴：通里穴。

同名经配穴：足少阴肾经太溪穴或大钟穴。

表里经配穴：手太阳小肠经腕骨穴或支正穴。

7. 足少阴肾经原穴太溪穴

本经配穴：大钟穴。

同名经配穴：手少阴心经神门穴或通里穴。

表里经配穴：足太阳膀胱经京骨穴或飞扬穴。

8. 手厥阴心包经原穴大陵穴

本经配穴：内关穴。

同名经配穴：足厥阴肝经太冲穴或蠡沟穴。

表里经配穴：手少阳三焦经阳池穴或外关穴。

9. 足厥阴肝经原穴太冲穴

本经配穴：蠡沟穴。

同名经配穴：手厥阴心包经大陵穴或内关穴。

表里经配穴：足少阳胆经丘墟穴或光明穴。

10. 八脉交会穴列缺穴

前后配穴：八脉交会穴后溪穴。

（六）按语

颈前喉结两侧肿大结块症状，中医学称为"瘿病""大脖子病"等；西医学中，此症多见于单纯性甲状腺肿大、甲状腺功能亢进等疾病。

若兼见其他不适症状，按本章相关症状处理方法对症而治。

九、颈项强痛、活动受限

（一）症状表现

颈项强痛、颈部活动受限等。

（二）经脉循行

1. 足太阳膀胱经："从巅入络脑，还出别下项，循肩髆内，夹脊抵腰中。"

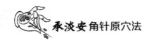

2. 手阳明大肠经："出髃骨之前廉，上出于柱骨之会上。"

3. 督脉："并于脊里，上至风府，入属于脑。"

4. 手少阳三焦经："循臑外上肩，而交出足少阳之后，入缺盆。""其支者，从膻中，上出缺盆，上项，系耳后。"

5. 足少阳胆经："上抵头角，下耳后，循颈，行手少阳之前，至肩上。""下加颊车，下颈，合缺盆。"

6. 手太阳小肠经："从缺盆循颈，上颊。"

（三）辨经取穴

项背部不适取对侧足太阳膀胱经原穴**京骨穴**、手阳明大肠经原穴**合谷穴**及八脉交会穴**后溪穴**。为方便取穴，足太阳膀胱经原穴可取同名经手太阳小肠经原穴**腕骨穴**。

颈肩部不适取对侧手少阳三焦经原穴**阳池穴**、足少阳胆经原穴**丘墟穴**、手太阳小肠经原穴**腕骨穴**。为方便取穴，手、足少阳经可取手少阳三焦经原穴**阳池穴**。

不适症状若在中间或两侧均有且程度相似，左右任取一侧；症状一侧相对严重，以该侧为主症，按"左取右、右取左"在对侧取穴。

（四）操作施治

贴上角针后按压或按揉施治，同时注意引导患者通过轻抚患部、缓慢活动颈项等方式体会患处症状变化。若症状改善不明显，可予以适当配穴。

（五）配穴方法

1. 手太阳小肠经原穴腕骨穴

本经配穴：支正穴。

同名经配穴：足太阳膀胱经京骨穴或飞扬穴。

表里经配穴：手少阴心经神门穴或通里穴。

2. 足太阳膀胱经原穴京骨穴

本经配穴：飞扬穴。

同名经配穴：手太阳小肠经腕骨穴或支正穴。

表里经配穴：足少阴肾经太溪穴或大钟穴。

3. 手阳明大肠经原穴合谷穴

本经配穴：偏历穴。

同名经配穴：足阳明胃经冲阳穴或丰隆穴。

表里经配穴：手太阴肺经太渊穴或列缺穴。

4. 八脉交会穴后溪穴

前后配穴：八脉交会穴列缺穴。

5. 手少阳三焦经原穴阳池穴

本经配穴：外关穴。

同名经配穴：足少阳胆经丘墟穴或光明穴。

表里经配穴：手厥阴心包经大陵穴或内关穴。

6. 足少阳胆经原穴丘墟穴

本经配穴：光明穴。

同名经配穴：手少阳三焦经阳池穴或外关穴。

表里经配穴：足厥阴肝经太冲穴或蠡沟穴。

（六）按语

若兼见其他不适症状，按本章相关症状处理方法对症而治。

十、肩部疼痛、活动受限

（一）症状表现

肩部疼痛或外展、后伸、上举等活动受限。

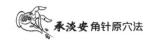

（二）经脉循行

1. 手阳明大肠经："入肘外廉，上臑外前廉，上肩，出髃骨之前廉。"

2. 手少阳三焦经："上贯肘，循臑外上肩，而交出足少阳之后。"

3. 手太阳小肠经："出肘内侧两骨之间，上循臑外后廉，出肩解，绕肩胛，交肩上。"

4. 手太阴肺经："横出腋下，下循臑内，行少阴、心主之前，下肘中。"

5. 手厥阴心包经："循胸出胁，下腋三寸，上抵腋下，循臑内，行太阴、少阴之间，入肘中。"

6. 手少阴心经："下出腋下，下循臑内后廉，行太阴、心主之后，下肘内。"

（三）辨经取穴

肩前外部不适，肩髃穴处不适明显，外展加重，取对侧手阳明大肠经原穴**合谷穴**。

肩外侧部不适，肩髎穴处不适明显，外展加重，取对侧手少阳三焦经原穴**阳池穴**。

肩后部不适，肩贞穴、臑俞穴处不适明显，肩内收加重，取对侧手太阳小肠经原穴**腕骨穴**。

肩前部不适，中府穴处不适明显，后伸加重，取对侧手太阴肺经原穴**太渊穴**。

肩前腋前大筋部不适，后伸或外展加重，取对侧手厥阴心包经原穴**大陵穴**。

腋下部不适，上举、外展等加重，取对侧手少阴心经原穴**神门穴**。

不适症状若在中间或两侧均有且程度相似，左右任取一侧；症状一侧相对严重，以该侧为主症，按"左取右、右取左"在对侧取穴。

也可按《灵枢·终始》所言"病在上者下取之"，根据同名经"同气相求"理论，取足部相应同名经原穴施治。

（四）操作施治

贴上角针后按压或按揉施治，同时注意引导患者体会患处症状变化，可轻抚、按揉、活动肩关节等。若症状改善不明显，可予以适当配穴。

（五）配穴方法

1. 手阳明大肠经原穴合谷

本经配穴：偏历穴。

同名经配穴：足阳明胃经冲阳穴或丰隆穴。

表里经配穴：手太阴肺经太渊穴或列缺穴。

2. 手少阳三焦经原穴阳池穴

本经配穴：外关穴。

同名经配穴：足少阳胆经丘墟穴或光明穴。

表里经配穴：手厥阴心包经大陵穴或内关穴。

3. 手太阳小肠经原穴腕骨穴

本经配穴：支正穴。

同名经配穴：足太阳膀胱经京骨穴或飞扬穴。

表里经配穴：手少阴心经神门穴或通里穴。

4. 手太阴肺经原穴太渊穴

本经配穴：列缺穴。

同名经配穴：足太阴脾经太白穴或公孙穴。

表里经配穴：手阳明大肠经合谷穴或偏历穴。

5. 手厥阴心包经原穴大陵穴

本经配穴：内关穴。

同名经配穴：足厥阴肝经太冲穴或蠡沟穴。

表里经配穴：手少阳三焦经阳池穴或外关穴。

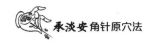

6. 手少阴心经原穴神门穴

本经配穴：通里穴。

同名经配穴：足少阴肾经太溪穴或大钟穴。

表里经配穴：手太阳小肠经腕骨穴或支正穴。

（六）按语

肩部不适常与体虚、劳损及风寒侵袭肩部等有关，辨证时可请患者配合做外展、后伸、上举等动作，以确定不适症状所在部位及经脉循行。

施治期间注意提醒加强休息和肩部保暖，若较长时间无明显改善，应注意排除肿瘤等疾患。

若兼见其他不适症状，可按本章相关症状处理方法对症而治。

十一、心悸、胸闷、气短

（一）症状表现

心中悸动、胸闷气短、胸痛等。

（二）经脉循行

1. 手厥阴心包经："起于胸中，出属心包络，下膈，历络三焦。"

2. 手少阴心经："起于心中，出属心系，下膈，络小肠。"

3. 足少阴肾经："从肺出，络心，注胸中。"

4. 足太阴脾经："复从胃，别上膈，注心中。"

5. 手太阳小肠经："入缺盆，络心。"

6. 手少阳三焦经："布膻中，散络心包，下膈。"

（三）辨经取穴

取手厥阴心包经原穴**大陵穴**、手少阴心经原穴**神门穴**、足少阴肾经原穴**太溪穴**、足太阴脾经原穴**太白穴**、手太阳小肠经原穴**腕骨穴**、手少阳三焦经原穴阳池穴。

出现心悸、胸闷、气短等症状，一般可先取手厥阴心包经原穴**大陵穴**，根据症状变化进行适当配穴或选取其他经脉原穴。

为方便取穴，足少阴肾经原穴**太溪穴**可取手少阴心经原穴**神门穴**；足太阴脾经原穴**太白穴**，可取同名经手太阴肺经原穴**太渊穴**。

根据临床经验用穴，足阳明胃经原穴**冲阳穴**也有较好效果。为方便取穴，可取其同名经手阳明大肠经原穴**合谷穴**。

不适症状若在中间或两侧均有且程度相似，左右任取一侧；症状一侧相对严重，以该侧为主症，按"左取右、右取左"在对侧取穴。

（四）操作施治

贴上角针后按压或按揉施治，同时注意引导患者自然深呼吸或以轻抚胸口患部等方式体会患处症状变化。若症状改善不明显，可予以适当配穴。

（五）配穴方法

1. 手厥阴心包经原穴大陵穴

本经配穴：内关穴。

同名经配穴：足厥阴肝经太冲穴或蠡沟穴。

表里经配穴：手少阳三焦经阳池穴或外关穴。

2. 手少阴心经原穴神门穴

本经配穴：通里穴。

同名经配穴：足少阴肾经太溪穴或大钟穴。

表里经配穴：手太阳小肠经腕骨穴或支正穴。

3. 足少阴肾经原穴太溪穴

本经配穴：大钟穴。

同名经配穴：手少阴心经神门穴或通里穴。

表里经配穴：足太阳膀胱经京骨穴或飞扬穴。

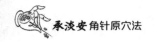
4. 手太阴肺经原穴太渊穴

本经配穴：列缺穴。

同名经配穴：足太阴脾经太白穴或公孙穴。

表里经配穴：手阳明大肠经合谷穴或偏历穴。

5. 足太阴脾经原穴太白穴

本经配穴：公孙穴。

同名经配穴：手太阴肺经太渊穴或列缺穴。

表里经配穴：足阳明胃经冲阳穴或丰隆穴。

6. 手太阳小肠经原穴腕骨穴

本经配穴：支正穴。

同名经配穴：足太阳膀胱经京骨穴或飞扬穴。

表里经配穴：手少阴心经神门穴或通里穴。

7. 手少阳三焦经原穴阳池穴

本经配穴：外关穴。

同名经配穴：足少阳胆经丘墟穴或光明穴。

表里经配穴：手厥阴心包经大陵穴或内关穴。

8. 手阳明大肠经原穴合谷穴

本经配穴：偏历穴。

同名经配穴：足阳明胃经冲阳穴或丰隆穴。

表里经配穴：手太阴肺经太渊穴或列缺穴。

9. 足阳明胃经原穴冲阳穴

本经配穴：丰隆穴。

同名经配穴：手阳明大肠经合谷穴或偏历穴。

表里经配穴：足太阴脾经太白穴或公孙穴。

（六）按语

施治时注意提防器质性心脏病导致的心衰倾向，若遇这类情况，应及时就医采用综合治疗措施，以免延误病情。

若兼见其他不适症状，按本章相关症状处理方法对症而治。

十二、咳嗽、呼吸气促困难

（一）症状表现

咳嗽、咳痰、咳吐不爽、呼吸气促困难等。

（二）经脉循行

1. 手太阴肺经："起于中焦，下络大肠，还循胃口，上膈属肺。"

2. 手阳明大肠经："下入缺盆，络肺，下膈。"

3. 足阳明胃经："循喉咙，入缺盆，下膈，属胃，络脾。""其直者，从缺盆下乳内廉，下夹脐。"

4. 手少阴心经："其直者：复从心系，却上肺，下出腋下。"

5. 足少阴肾经："其直者：从肾上贯肝、膈，入肺中，循喉咙。"

6. 足厥阴肝经："上贯膈，布胁肋，循喉咙之后。""其支者，复从肝别贯膈，上注肺。"

7. 任脉："循腹里，上关元，至咽喉。"

（三）辨经取穴

取手太阴肺经原穴**太渊穴**、手阳明大肠经原穴**合谷穴**、足阳明胃经原穴**冲阳穴**、手少阴心经原穴**神门穴**、足少阴肾经原穴**太溪穴**、足厥阴肝经原穴**太冲穴**、八脉交会穴**列缺穴**。

咳嗽、咳痰、咳吐不爽、呼吸气促困难等病位主要在肺，此处涉及的循行经脉较多，一般可先取手太阴肺经原穴**太渊穴**，根据症状变化进行适当配穴或选取其他经脉原穴。

为方便取穴，手少阴心经、足少阴肾经可取手少阴心经原穴**神门穴**，手阳

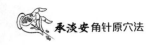

明大肠经、足阳明胃经可取手阳明大肠经原穴**合谷穴**，足厥阴肝经可取同名经手厥阴心包经原穴**大陵穴**。

咳嗽、咳痰、咳吐不爽、呼吸气促困难等症状一般无法区分左右，可任取一侧。

（四）操作施治

贴上角针后按压或按揉施治，同时注意引导患者自然深呼吸或以轻抚胸口患部等方式体会患处症状变化。若症状改善不明显，可予以适当配穴。

（五）配穴方法

1. 手太阴肺经原穴太渊穴

本经配穴：列缺穴。

同名经配穴：足太阴脾经太白穴或公孙穴。

表里经配穴：手阳明大肠经合谷穴或偏历穴。

2. 手阳明大肠经原穴合谷

本经配穴：偏历穴。

同名经配穴：足阳明胃经冲阳穴或丰隆穴。

表里经配穴：手太阴肺经太渊穴或列缺穴。

3. 足阳明胃经原穴冲阳穴

本经配穴：丰隆穴。

同名经配穴：手阳明大肠经合谷穴或偏历穴。

表里经配穴：足太阴脾经太白穴或公孙穴。

4. 手少阴心经原穴神门穴

本经配穴：通里穴。

同名经配穴：足少阴肾经太溪穴或大钟穴。

表里经配穴：手太阳小肠经腕骨穴或支正穴。

5. 足少阴肾经原穴太溪穴

本经配穴：大钟穴。

同名经配穴：手少阴心经神门穴或通里穴。

表里经配穴：足太阳膀胱经京骨穴或飞扬穴。

6. 手厥阴心包经原穴大陵穴

本经配穴：内关穴。

同名经配穴：足厥阴肝经太冲穴或蠡沟穴。

表里经配穴：手少阳三焦经阳池穴或外关穴。

7. 足厥阴肝经原穴太冲穴

本经配穴：蠡沟穴。

同名经配穴：手厥阴心包经大陵穴或内关穴。

表里经配穴：足少阳胆经丘墟穴或光明穴。

8. 八脉交会穴列缺穴

前后配穴：八脉交会穴后溪穴。

（六）按语

在施治的同时应积极进行心肺功能锻炼，提高机体防病抗病能力。

若施治后不能及时缓解或出现高热、咳吐脓痰、胸闷喘促气短等症状，应迅速就医采取综合治疗措施。

若兼见其他不适症状，按本章相关症状处理方法对症而治。

十三、乳房肿块、胀痛、压痛

（一）症状表现

乳房肿块、红肿、胀痛等。

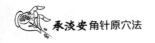

（二）经脉循行

1. 足阳明胃经："其直者，从缺盆下乳内廉，下夹脐。"

2. 足太阴脾经："入腹，属脾，络胃，上膈，夹咽。"

3. 足少阴肾经："其直者，从肾上贯肝、膈，入肺中，循喉咙。""其支者，从肺出，络心，注胸中。"

4. 足厥阴肝经："夹胃，属肝，络胆，上贯膈，布胁肋。"

（三）辨经取穴

取患部对侧足阳明胃经原穴**冲阳穴**、足太阴脾经原穴**太白穴**、足少阴肾经原穴**太溪穴**、足厥阴肝经原穴**太冲穴**。

足阳明胃经过乳房，足厥阴肝经至乳下，足太阴脾经行乳外，足少阴肾经行乳内，故选取原穴时，可根据症状所在部位而定。

比如，肿块或胀痛等不适症状在乳房外侧，可取对侧足太阴脾经原穴；不适症状在乳头附近，可取对侧足阳明胃经原穴；不适症状在乳房内侧，可取对侧足少阴肾经原穴。余者仿此类推。

施治过程中可根据症状变化，予以适当配穴或选取其他经脉原穴。

为方便取穴，足阳明胃经、足太阴脾经、足少阴肾经、足厥阴肝经可取同名经手阳明大肠经原穴**合谷穴**、手太阴肺经原穴**太渊穴**、手少阴心经原穴**神门穴**、手厥阴心包经原穴**大陵穴**。

不适症状若两侧均有且程度相似，左右任取一侧；症状一侧相对严重，以该侧为主症，按"左取右、右取左"在对侧取穴。

（四）操作施治

贴上角针后按压或按揉施治，同时注意引导患者自然深呼吸或以轻抚患部等方式体会患处症状变化。若症状改善不明显，可予以适当配穴。

（五）配穴方法

1. 手阳明大肠经原穴合谷穴

本经配穴：偏历穴。

同名经配穴：足阳明胃经冲阳穴或丰隆穴。

表里经配穴：手太阴肺经太渊穴或列缺穴。

2. 足阳明胃经原穴冲阳穴

本经配穴：丰隆穴。

同名经配穴：手阳明大肠经合谷穴或偏历穴。

表里经配穴：足太阴脾经太白穴或公孙穴。

3. 手太阴肺经原穴太渊穴

本经配穴：列缺穴。

同名经配穴：足太阴脾经太白穴或公孙穴。

表里经配穴：手阳明大肠经合谷穴或偏历穴。

4. 足太阴脾经原穴太白穴

本经配穴：公孙穴。

同名经配穴：手太阴肺经太渊穴或列缺穴。

表里经配穴：足阳明胃经冲阳穴或丰隆穴。

5. 手少阴心经原穴神门穴

本经配穴：通里穴。

同名经配穴：足少阴肾经太溪穴或大钟穴。

表里经配穴：手太阳小肠经腕骨穴或支正穴。

6. 足少阴肾经原穴太溪穴

本经配穴：大钟穴。

同名经配穴：手少阴心经神门穴或通里穴。

表里经配穴：足太阳膀胱经京骨穴或飞扬穴。

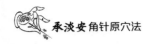

7. 手厥阴心包经原穴大陵穴

本经配穴：内关穴。

同名经配穴：足厥阴肝经太冲穴或蠡沟穴。

表里经配穴：手少阳三焦经阳池穴或外关穴。

8. 足厥阴肝经原穴太冲穴

本经配穴：蠡沟穴。

同名经配穴：手厥阴心包经大陵穴或内关穴。

表里经配穴：足少阳胆经丘墟穴或光明穴。

（六）按语

若兼见其他不适症状，按本章相关症状处理方法对症而治。

十四、胃痛、呕吐、呃逆

（一）症状表现

胃脘胀满、疼痛，呕吐，呃逆等。

（二）经脉循行

1. 足阳明胃经："入缺盆，下膈，属胃，络脾。"

2. 足太阴脾经："入腹，属脾，络胃，上膈，夹咽。"

3. 手太阴肺经："起于中焦，下络大肠，还循胃口，上膈属肺。"

4. 足厥阴肝经："夹胃，属肝，络胆，上贯膈，布胁肋。"

5. 手太阳小肠经："循咽下膈，抵胃，属小肠。"

6. 足少阴肾经："上贯肝、膈，入肺中，循喉咙。"

7. 任脉："循腹里，上关元，至咽喉。"

（三）辨经取穴

取足阳明胃经原穴**冲阳穴**、足太阴脾经原穴**太白穴**、手太阴肺经原穴**太渊**

穴、足厥阴肝经原穴**太冲穴**、手太阳小肠经原穴**腕骨穴**、足少阴肾经原穴**太溪穴**及八脉交会穴**列缺穴**。

胃脘胀满、疼痛，呕吐，呃逆等症状病位或病机多与胃相关，施治时可先考虑足阳明胃经原穴，然后根据症状变化进行适当配穴或选取其他经脉原穴。

为方便取穴，足阳明胃经、足太阴脾经、足厥阴肝经可分别取同名经手阳明大肠经原穴**合谷穴**、手太阴肺经原穴**太渊穴**、手厥阴心包经原穴**大陵穴**。

根据临床经验用穴，若不适区域涉及足少阴肾经、任脉循行，亦可分别选取其原穴**太溪穴**、八脉交会穴**列缺穴**施治。为方便取穴，足少阴肾经可取同名经手少阴心经原穴**神门穴**。

此类症状一般难以区分左右，可左右任取一侧。

（四）操作施治

贴上角针后按压或按揉施治，同时注意引导患者自然深呼吸或以轻抚患部等方式体会患处症状变化。若症状改善不明显，可予以适当配穴。

（五）配穴方法

1. 手阳明大肠经原穴合谷穴

本经配穴：偏历穴。

同名经配穴：足阳明胃经冲阳穴或丰隆穴。

表里经配穴：手太阴肺经太渊穴或列缺穴。

2. 足阳明胃经原穴冲阳穴

本经配穴：丰隆穴。

同名经配穴：手阳明大肠经合谷穴或偏历穴。

表里经配穴：足太阴脾经太白穴或公孙穴。

3. 手太阴肺经原穴太渊穴

本经配穴：列缺穴。

同名经配穴：足太阴脾经太白穴或公孙穴。

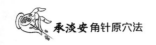

表里经配穴：手阳明大肠经合谷穴或偏历穴。

4. 足太阴脾经原穴太白穴

本经配穴：公孙穴。

同名经配穴：手太阴肺经太渊穴或列缺穴。

表里经配穴：足阳明胃经冲阳穴或丰隆穴。

5. 手厥阴心包经原穴大陵穴

本经配穴：内关穴。

同名经配穴：足厥阴肝经太冲穴或蠡沟穴。

表里经配穴：手少阳三焦经阳池穴或外关穴。

6. 足厥阴肝经原穴太冲穴

本经配穴：蠡沟穴。

同名经配穴：手厥阴心包经大陵穴或内关穴。

表里经配穴：足少阳胆经丘墟穴或光明穴。

7. 手少阴心经原穴神门穴

本经配穴：通里穴。

同名经配穴：足少阴肾经太溪穴或大钟穴。

表里经配穴：手太阳小肠经腕骨穴或支正穴。

8. 足少阴肾经原穴太溪穴

本经配穴：大钟穴。

同名经配穴：手少阴心经神门穴或通里穴。

表里经配穴：足太阳膀胱经京骨穴或飞扬穴。

9. 手太阳小肠经原穴腕骨穴

本经配穴：支正穴。

同名经配穴：足太阳膀胱经京骨穴或飞扬穴。

表里经配穴：手少阴心经神门穴或通里穴。

10. 八脉交会穴列缺穴

前后配穴：八脉交会穴后溪穴。

（六）按语

若胃痛见于溃疡病出血、穿孔等重症，应及时就医采取相应急救措施。呕吐、呃逆等久治无效或反复发作，应及时就医查明原因并采取相应治疗措施。

若兼见其他不适症状，按本章相关症状处理方法对症而治。

十五、胁肋部疼痛

（一）症状表现

胁肋部胀痛、刺痛、隐痛、灼热等。

（二）经脉循行

1. 足厥阴肝经："夹胃，属肝，络胆，上贯膈，布胁肋，循喉咙之后。"

2. 足少阳胆经："合缺盆，以下胸中，贯膈，络肝，属胆，循胁里，出气街。""循胸，过季胁，下合髀厌中。"

（三）辨经取穴

取对侧足厥阴肝经原穴**太冲穴**、足少阳胆经原穴**丘墟穴**。

为方便取穴，足厥阴肝经、足少阳胆经可分别取同名经手厥阴心包经原穴**大陵穴**、手少阳三焦经原穴**阳池穴**。

症状若两侧皆有且程度相似，左右任取一侧；症状在一侧或一侧相对严重，按"左取右、右取左"交叉取穴。

（四）操作施治

贴上角针后按压或按揉施治，同时注意引导患者自然深呼吸或以轻抚患部等方式体会患处症状变化。若症状改善不明显，可予以适当配穴。

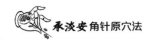

（五）配穴方法

1. 手厥阴心包经原穴大陵穴

本经配穴：内关穴。

同名经配穴：足厥阴肝经太冲穴或蠡沟穴。

表里经配穴：手少阳三焦经阳池穴或外关穴。

2. 足厥阴肝经原穴太冲穴

本经配穴：蠡沟穴。

同名经配穴：手厥阴心包经大陵穴或内关穴。

表里经配穴：足少阳胆经丘墟穴或光明穴。

3. 手少阳三焦经原穴阳池穴

本经配穴：外关穴。

同名经配穴：足少阳胆经丘墟穴或光明穴。

表里经配穴：手厥阴心包经大陵穴或内关穴。

4. 足少阳胆经原穴丘墟穴

本经配穴：光明穴。

同名经配穴：手少阳三焦经阳池穴或外关穴。

表里经配穴：足厥阴肝经太冲穴或蠡沟穴。

（六）按语

若兼见其他不适症状，按本章相关症状处理方法对症而治。

十六、腹痛、腹泻、便秘等

（一）症状表现

胃脘以下部位疼痛、腹满胀痛、泄泻、大便干结或排便不畅等。

（二）经脉循行

1. 手阳明大肠经："络肺，下膈，属大肠。"

2. 足阳明胃经："其支者……下膈，属胃，络脾。""其直者：从缺盆下乳内廉，下夹脐，入气街中。""其支者：起于胃口，下循腹里，下至气街中而合。"

3. 手太阳小肠经："循咽下膈，抵胃，属小肠。"

4. 手太阴肺经："起于中焦，下络大肠，还循胃口。"

5. 足太阴脾经："上膝股内前廉，入腹，属脾，络胃，上膈。"

6. 足厥阴肝经："抵小腹，夹胃，属肝，络胆，上贯膈。"

7. 手少阴心经："出属心系，下膈，络小肠。"

8. 足少阴肾经："贯脊属肾，络膀胱。"

9. 任脉："以上毛际，循腹里，上关元，至咽喉。"

（三）辨经取穴

取手阳明大肠经原穴**合谷穴**、足阳明胃经原穴**冲阳穴**、手太阳小肠经原穴**腕骨穴**、手太阴肺经原穴**太渊穴**、足太阴脾经原穴**太白穴**、足厥阴肝经原穴**太冲穴**、手少阴心经原穴**神门穴**、足少阴肾经原穴**太溪穴**以及八脉交会穴**列缺穴**。

腹痛、腹泻、便秘等症状病位多与肠相关，施治时可先考虑手阳明大肠经原穴，然后根据症状变化进行适当配穴或选取其他经脉原穴。

为方便取穴，足阳明胃经、足太阴脾经、足厥阴肝经、足少阴肾经可分别取同名经手阳明大肠经原穴**合谷穴**、手太阴肺经原穴**太渊穴**、手厥阴心包经原穴**大陵穴**、手少阴心经原穴**神门穴**。

此类症状一般难以区分左右，可左右任取一侧。

（四）操作施治

贴上角针后按压或按揉施治，同时注意引导患者自然深呼吸或以轻抚患部等方式体会患处症状变化。若症状改善不明显，可予以适当配穴。

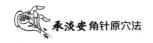

（五）配穴方法

1. 手阳明大肠经原穴合谷

本经配穴：偏历穴。

同名经配穴：足阳明胃经冲阳穴或丰隆穴。

表里经配穴：手太阴肺经太渊穴或列缺穴。

2. 足阳明胃经原穴冲阳穴

本经配穴：丰隆穴。

同名经配穴：手阳明大肠经合谷穴或偏历穴。

表里经配穴：足太阴脾经太白穴或公孙穴。

3. 手太阳小肠经原穴腕骨穴

本经配穴：支正穴。

同名经配穴：足太阳膀胱经京骨穴或飞扬穴。

表里经配穴：手少阴心经神门穴或通里穴。

4. 手太阴肺经原穴太渊穴

本经配穴：列缺穴。

同名经配穴：足太阴脾经太白穴或公孙穴。

表里经配穴：手阳明大肠经合谷穴或偏历穴。

5. 足太阴脾经原穴太白穴

本经配穴：公孙穴。

同名经配穴：手太阴肺经太渊穴或列缺穴。

表里经配穴：足阳明胃经冲阳穴或丰隆穴。

6. 手厥阴心包经原穴大陵穴

本经配穴：内关穴。

同名经配穴：足厥阴肝经太冲穴或蠡沟穴。

表里经配穴：手少阳三焦经阳池穴或外关穴。

7. 足厥阴肝经原穴太冲穴

本经配穴：蠡沟穴。

同名经配穴：手厥阴心包经大陵穴或内关穴。

表里经配穴：足少阳胆经丘墟穴或光明穴。

8. 手少阴心经原穴神门穴

本经配穴：通里穴。

同名经配穴：足少阴肾经太溪穴或大钟穴。

表里经配穴：手太阳小肠经腕骨穴或支正穴。

9. 足少阴肾经原穴太溪穴

本经配穴：大钟穴。

同名经配穴：手少阴心经神门穴或通里穴。

表里经配穴：足太阳膀胱经京骨穴或飞扬穴。

10. 八脉交会穴列缺穴

前后配穴：八脉交会穴后溪穴。

（六）按语

角针原穴法与针灸原理一致，对人体具有双向良性调节作用，故便秘和泄泻等引起的不适症状，均可取相同经脉原穴施治。

若是急腹症者，要严密观察症状变化，必要时就医采取相应治疗措施。

若兼见其他不适症状，按本章相关症状处理方法对症而治。

十七、尿频、尿急、尿痛、尿失禁、小便不通

（一）症状表现

小便短数、艰涩、刺痛，以及尿失禁或小便不通、排尿困难、少腹拘急胀痛等。

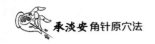

（二）经脉循行

1. 足太阳膀胱经："夹脊抵腰中，入循膂，络肾，属膀胱。"

2. 足少阴肾经："上股内后廉，贯脊属肾，络膀胱。"

3. 足厥阴肝经："环阴器，抵小腹。"

4. 足阳明胃经："下夹脐，入气街中。""下循腹里，下至气街中而合。"

5. 任脉："以上毛际，循腹里，上关元。"

（三）辨经取穴

取足太阳膀胱经原穴**京骨穴**、足少阴肾经原穴**太溪穴**、足厥阴肝经原穴**太冲穴**、足阳明胃经原穴**冲阳穴**以及八脉交会穴**列缺穴**。

尿频、尿急、尿痛、尿失禁、小便不通等病位多与膀胱相关，与肾、肝等脏腑关系比较密切，施治时可先考虑足太阳膀胱经、足少阴肾经、足厥阴肝经原穴，然后根据症状变化进行适当配穴或选取其他经脉原穴。

为方便取穴，足太阳膀胱经、足少阴肾经、足阳明胃经、足厥阴肝经可取同名经手太阳小肠经原穴**腕骨穴**、手少阴心经原穴**神门穴**、手阳明大肠经原穴**合谷穴**、手厥阴心包经原穴**大陵穴**。

此类症状一般难以区分左右，可左右任取一侧。

（四）操作施治

贴上角针后按压或按揉施治，同时注意引导患者以轻抚下腹患部等方式体会患处症状变化，亦可引导其自然深呼吸。若症状改善不明显，可予以适当配穴。

（五）配穴方法

1. 手太阳小肠经原穴腕骨穴

本经配穴：支正穴。

同名经配穴：足太阳膀胱经京骨穴或飞扬穴。

表里经配穴：手少阴心经神门穴或通里穴。

2. 足太阳膀胱经原穴京骨穴

本经配穴：飞扬穴。

同名经配穴：手太阳小肠经腕骨穴或支正穴。

表里经配穴：足少阴肾经太溪穴或大钟穴。

3. 手少阴心经原穴神门穴

本经配穴：通里穴。

同名经配穴：足少阴肾经太溪穴或大钟穴。

表里经配穴：手太阳小肠经腕骨穴或支正穴。

4. 足少阴肾经原穴太溪穴

本经配穴：大钟穴。

同名经配穴：手少阴心经神门穴或通里穴。

表里经配穴：足太阳膀胱经京骨穴或飞扬穴。

5. 手厥阴心包经原穴大陵穴

本经配穴：内关穴。

同名经配穴：足厥阴肝经太冲穴或蠡沟穴。

表里经配穴：手少阳三焦经阳池穴或外关穴。

6. 足厥阴肝经原穴太冲穴

本经配穴：蠡沟穴。

同名经配穴：手厥阴心包经大陵穴或内关穴。

表里经配穴：足少阳胆经丘墟穴或光明穴。

7. 手阳明大肠经原穴合谷

本经配穴：偏历穴。

同名经配穴：足阳明胃经冲阳穴或丰隆穴。

表里经配穴：手太阴肺经太渊穴或列缺穴。

8. 足阳明胃经原穴冲阳穴

本经配穴：丰隆穴。

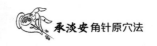

同名经配穴：手阳明大肠经合谷穴或偏历穴。

表里经配穴：足太阴脾经太白穴或公孙穴。

9. 八脉交会穴列缺穴

前后配穴：八脉交会穴后溪穴。

（六）按语

慢性前列腺炎、遗精、早泄、遗尿及其他泌尿生殖器部位疾病等引发的不适症状可仿此进行自我保健或辅助治疗。

若兼见其他不适症状，按本章相关症状处理方法对症而治。

十八、月经不调、痛经

（一）症状表现

月经周期及经量、经色、经质异常，经期或行经前后周期性小腹疼痛等。

（二）经脉循行

1. 任脉："以上毛际，循腹里，上关元。"

2. 足少阴肾经："上股内后廉，贯脊属肾，络膀胱。"

3. 足厥阴肝经："循股阴，入毛中，环阴器，抵小腹。"

4. 足阳明胃经："下夹脐，入气街中。""下循腹里，下至气街中而合。"

5. 足太阴脾经："交出厥阴之前，上膝股内前廉，入腹。"

（三）辨经取穴

取八脉交会穴**列缺穴**、足少阴肾经原穴**太溪穴**、足厥阴肝经原穴**太冲穴**、足阳明胃经原穴**冲阳穴**、足太阴脾经原穴**太白穴**。

月经不调、痛经等症状病位多在胞宫，与任脉及肾、肝等关系密切，故可先取与任脉相通的八脉交会穴及足少阴肾经、足厥阴肝经原穴，根据症状变化进行适当配穴或选取其他经脉原穴。

为方便取穴，足少阴肾经、足厥阴肝经、足阳明胃经、足太阴脾经可分别取同名经手少阴心经原穴**神门穴**、手厥阴心包经原穴**大陵穴**、手阳明大肠经原穴**合谷穴**、手太阴肺经原穴**太渊穴**。

此类症状一般难以区分左右，可任取一侧。

（四）操作施治

贴上角针后按压或按揉施治，同时可引导患者以轻抚下腹患部等方式体会患处症状变化，亦可引导其自然深呼吸。若症状改善不明显，可予以适当配穴。

（五）配穴方法

1. 八脉交会穴列缺穴

前后配穴：八脉交会穴后溪穴。

2. 手少阴心经原穴神门穴

本经配穴：通里穴。

同名经配穴：足少阴肾经太溪穴或大钟穴。

表里经配穴：手太阳小肠经腕骨穴或支正穴。

3. 足少阴肾经原穴太溪穴

本经配穴：大钟穴。

同名经配穴：手少阴心经神门穴或通里穴。

表里经配穴：足太阳膀胱经京骨穴或飞扬穴。

4. 手厥阴心包经原穴大陵穴

本经配穴：内关穴。

同名经配穴：足厥阴肝经太冲穴或蠡沟穴。

表里经配穴：手少阳三焦经阳池穴或外关穴。

5. 足厥阴肝经原穴太冲穴

本经配穴：蠡沟穴。

同名经配穴：手厥阴心包经大陵穴或内关穴。

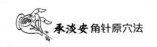

表里经配穴：足少阳胆经丘墟穴或光明穴。

6. 手阳明大肠经原穴合谷穴

本经配穴：偏历穴。

同名经配穴：足阳明胃经冲阳穴或丰隆穴。

表里经配穴：手太阴肺经太渊穴或列缺穴。

7. 足阳明胃经原穴冲阳穴

本经配穴：丰隆穴。

同名经配穴：手阳明大肠经合谷穴或偏历穴。

表里经配穴：足太阴脾经太白穴或公孙穴。

8. 手太阴肺经原穴太渊穴

本经配穴：列缺穴。

同名经配穴：足太阴脾经太白穴或公孙穴。

表里经配穴：手阳明大肠经合谷穴或偏历穴。

9. 足太阴脾经原穴太白穴

本经配穴：公孙穴。

同名经配穴：手太阴肺经太渊穴或列缺穴。

表里经配穴：足阳明胃经冲阳穴或丰隆穴。

（六）按语

经前期紧张综合征、崩漏、带下病及一些妇科病证等引发的不适症状，亦可仿此进行自我保健或辅助治疗。

若兼见其他不适症状，按本章相关症状处理方法对症而治。

十九、腰部疼痛、重坠

（一）症状表现

腰部疼痛、刺痛、酸痛、重坠等。

（二）经脉循行

1. 督脉："起于下极之腧，并于脊里。"

2. 足太阳膀胱经："夹脊抵腰中，入循膂，络肾，属膀胱。""其支者，从腰中，下夹脊，贯臀。"

（三）辨经取穴

腰脊正中不适，取八脉交会穴**后溪穴**。

腰脊两侧不适，取对侧足太阳膀胱经原穴**京骨穴**。为方便取穴，足太阳膀胱经可取同名经手太阳小肠经原穴**腕骨穴**。

不适症状若两侧均有且程度相似，左右任取一侧；症状一侧相对严重，以该侧为主症，按"左取右、右取左"在对侧取穴。

（四）操作施治

贴上角针后按压或按揉施治，同时引导患者体会患处症状变化，可轻轻活动、抚摸、按揉腰部等，亦可引导其自然深呼吸。若症状改善不明显，可予以适当配穴。

（五）配穴方法

1. 八脉交会穴后溪穴

前后配穴：八脉交会穴列缺穴。

2. 手太阳小肠经原穴腕骨穴

本经配穴：支正穴。

同名经配穴：足太阳膀胱经京骨穴或飞扬穴。

表里经配穴：手少阴心经神门穴或通里穴。

3. 足太阳膀胱经原穴京骨穴

本经配穴：飞扬穴。

同名经配穴：手太阳小肠经腕骨穴或支正穴。

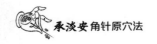

表里经配穴：足少阴肾经太溪穴或大钟穴。

（六）按语

若兼见其他不适症状，按本章相关症状处理方法对症而治。

二十、坐骨神经痛

（一）症状表现

腰、臀、大腿后侧、小腿后外侧及足外侧疼痛等。

（二）经脉循行

1. 足太阳膀胱经："夹脊抵腰中，入循膂，络肾，属膀胱。""其支者，从腰中，下夹脊，贯臀，入腘中。""夹脊内，过髀枢，循髀外后廉下合腘中，以下贯腨内，出外踝之后，循京骨至小指外侧。"

2. 足少阳胆经："过季胁，下合髀厌中。以下循髀阳，出膝外廉，下外辅骨之前，直下抵绝骨之端，下出外踝之前，循足跗上，入小指次指之间。"

（三）辨经取穴

疼痛等不适症状以腰、臀及下肢后侧为主，取对侧足太阳膀胱经原穴**京骨穴**。

疼痛等不适症状以下肢外侧为主，取对侧足少阳胆经原穴**丘墟穴**。

为方便取穴，足太阳膀胱经、足少阳胆经可取同名经手太阳小肠经原穴**腕骨穴**、手少阳三焦经原穴**阳池穴**施治。

不适症状若两侧均有且程度相似，左右任取一侧；症状一侧相对严重，以该侧为主症，按"左取右、右取左"在对侧取穴。

（四）操作施治

贴上角针后按压或按揉施治，同时引导患者体会患处症状变化，可轻轻抚摸、活动患部等。若症状改善不明显，可予以适当配穴。

（五）配穴方法

1. 手太阳小肠经原穴腕骨穴

本经配穴：支正穴。

同名经配穴：足太阳膀胱经京骨穴或飞扬穴。

表里经配穴：手少阴心经神门穴或通里穴。

2. 足太阳膀胱经原穴京骨穴

本经配穴：飞扬穴。

同名经配穴：手太阳小肠经腕骨穴或支正穴。

表里经配穴：足少阴肾经太溪穴或大钟穴。

3. 手少阳三焦经原穴阳池穴

本经配穴：外关穴。

同名经配穴：足少阳胆经丘墟穴或光明穴。

表里经配穴：手厥阴心包经大陵穴或内关穴。

4. 足少阳胆经原穴丘墟穴

本经配穴：光明穴。

同名经配穴：手少阳三焦经阳池穴或外关穴。

表里经配穴：足厥阴肝经太冲穴或蠡沟穴。

（六）按语

若兼见其他不适症状，按本章相关症状处理方法对症而治。

二十一、脱肛、痔疮不适

（一）症状表现

肛门坠胀脱出、局部红肿灼热，或肛门疼痛、肿胀，大便时出血等。

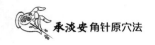

（二）经脉循行

1. 督脉："起于下极之腧，并于脊里。"

2. 手阳明大肠经："下膈，属大肠。"

3. 手太阴肺经："起于中焦，下络大肠。"

4. 足太阳膀胱经："其支者，从腰中，下夹脊，贯臀，入腘中。"

（三）辨经取穴

取八脉交会穴**后溪穴**、手阳明大肠经原穴**合谷穴**、手太阴肺经原穴**太渊穴**、足太阳膀胱经原穴**京骨穴**。

为方便取穴，足太阳膀胱经可取同名经手太阳小肠经原穴**腕骨穴**。

脱肛、痔疮等症状一般难以区分左右，可左右任取一侧。

（四）操作施治

贴上角针后按压或按揉施治，同时可引导患者体会患处症状变化或自然深呼吸，也可做轻微提肛动作。若症状改善不明显，可予以适当配穴。

（五）配穴方法

1. 八脉交会穴后溪穴

前后配穴：八脉交会穴列缺穴。

2. 手阳明大肠经原穴合谷

本经配穴：偏历穴。

同名经配穴：足阳明胃经冲阳穴或丰隆穴。

表里经配穴：手太阴肺经太渊穴或列缺穴。

3. 手太阴肺经原穴太渊穴

本经配穴：列缺穴。

同名经配穴：足太阴脾经太白穴或公孙穴。

表里经配穴：手阳明大肠经合谷穴或偏历穴。

4. 手太阳小肠经原穴腕骨穴

本经配穴：支正穴。

同名经配穴：足太阳膀胱经京骨穴或飞扬穴。

表里经配穴：手少阴心经神门穴或通里穴。

5. 足太阳膀胱经原穴京骨穴

本经配穴：飞扬穴。

同名经配穴：手太阳小肠经腕骨穴或支正穴。

表里经配穴：足少阴肾经太溪穴或大钟穴。

（六）按语

若兼见其他不适症状，按本章相关症状处理方法对症而治。

二十二、膝关节冷痛、肿胀、活动功能障碍

（一）症状表现

膝关节冷痛、肿胀及活动功能障碍等。

（二）经脉循行

1. 足阳明胃经："抵伏兔，下膝髌中，下循胫外廉，下足跗。"

2. 足少阳胆经："以下循髀阳，出膝外廉，下外辅骨之前。"

3. 足太阳膀胱经："下夹脊，贯臀，入腘中。""过髀枢，循髀外后廉下合腘中，以下贯腨内。"

4. 足少阴肾经："以上腨内，出腘内廉，上股内后廉。"

5. 足太阴脾经："上腨内，循胫骨后，交出厥阴之前，上膝股内前廉。"

6. 足厥阴肝经："上踝八寸，交出太阴之后，上腘内廉，循股阴。"

（三）辨经取穴

取患部对侧足阳明胃经原穴**冲阳穴**、足少阳胆经原穴**丘墟穴**、足太阳膀胱

经原穴**京骨穴**、足少阴肾经原穴**太溪穴**、足厥阴肝经原穴**太冲穴**、足太阴脾经原穴**太白穴**。

为方便取穴，足阳明胃经、足少阳胆经、足太阳膀胱经、足少阴肾经、足厥阴肝经、足太阴脾经，可分别取同名经手阳明胃经原穴**合谷穴**、手少阳三焦经原穴**阳池穴**、手太阳小肠经原穴**腕骨穴**、手少阴心经原穴**神门穴**、手厥阴心包经原穴**大陵穴**、手太阴肺经原穴**太渊穴**。

膝关节附近足部三阴三阳 6 条经脉均有循行，施治时根据症状所在部位涉及的经脉循行选择相应的原穴施治。

比如，疼痛等不适症状在外膝眼附近，涉及足阳明胃经，可取其对侧同名经手阳明大肠经原穴**合谷穴**；不适症状在内膝眼附近，涉及足太阴脾经，可取其对侧同名经手太阴肺经原穴**太渊穴**。

如果不适症状在内、外膝眼附近均有表现，则同时涉及足阳明胃经、足太阴脾经，可同时取其对侧同名经手阳明大肠经原穴**合谷穴**、手太阴肺经原穴**太渊穴**。

如果双侧膝关节均有不适症状且程度相似，可左右任取一侧；症状一侧相对严重，以该侧为主症，按"左取右、右取左"在对侧取穴。

（四）操作施治

贴上角针后按压或按揉施治，同时引导患者体会患处症状变化，可轻轻活动、抚摸、按揉膝关节等。若症状改善不明显，可予以适当配穴。

（五）配穴方法

1. 手阳明大肠经原穴合谷

本经配穴：偏历穴。

同名经配穴：足阳明胃经冲阳穴或丰隆穴。

表里经配穴：手太阴肺经太渊穴或列缺穴。

2. 足阳明胃经原穴冲阳穴

本经配穴：丰隆穴。

同名经配穴：手阳明大肠经合谷穴或偏历穴。

表里经配穴：足太阴脾经太白穴或公孙穴。

3. 手少阳三焦经原穴阳池穴

本经配穴：外关穴。

同名经配穴：足少阳胆经丘墟穴或光明穴。

表里经配穴：手厥阴心包经大陵穴或内关穴。

4. 足少阳胆经原穴丘墟穴

本经配穴：光明穴。

同名经配穴：手少阳三焦经阳池穴或外关穴。

表里经配穴：足厥阴肝经太冲穴或蠡沟穴。

5. 手太阳小肠经原穴腕骨穴

本经配穴：支正穴。

同名经配穴：足太阳膀胱经京骨穴或飞扬穴。

表里经配穴：手少阴心经神门穴或通里穴。

6. 足太阳膀胱经原穴京骨穴

本经配穴：飞扬穴。

同名经配穴：手太阳小肠经腕骨穴或支正穴。

表里经配穴：足少阴肾经太溪穴或大钟穴。

7. 手少阴心经原穴神门穴

本经配穴：通里穴。

同名经配穴：足少阴肾经太溪穴或大钟穴。

表里经配穴：手太阳小肠经腕骨穴或支正穴。

8. 足少阴肾经原穴太溪穴

本经配穴：大钟穴。

同名经配穴：手少阴心经神门穴或通里穴。

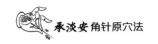

表里经配穴：足太阳膀胱经京骨穴或飞扬穴。

9. 手太阴肺经原穴太渊穴

本经配穴：列缺穴。

同名经配穴：足太阴脾经太白穴或公孙穴。

表里经配穴：手阳明大肠经合谷穴或偏历穴。

10. 足太阴脾经原穴太白穴

本经配穴：公孙穴。

同名经配穴：手太阴肺经太渊穴或列缺穴。

表里经配穴：足阳明胃经冲阳穴或丰隆穴。

11. 手厥阴心包经原穴大陵穴

本经配穴：内关穴。

同名经配穴：足厥阴肝经太冲穴或蠡沟穴。

表里经配穴：手少阳三焦经阳池穴或外关穴。

12. 足厥阴肝经原穴太冲穴

本经配穴：蠡沟穴。

同名经配穴：手厥阴心包经大陵穴或内关穴。

表里经配穴：足少阳胆经丘墟穴或光明穴。

（六）按语

若兼见其他不适症状，按本章相关症状处理方法对症而治。

二十三、踝关节肿胀、疼痛、活动受限

（一）症状表现

踝关节肿胀、疼痛、活动受限等。

（二）经脉循行

1. 足阳明胃经："下循胫外廉，下足跗，入中指内间。"

2. 足少阳胆经："直下抵绝骨之端，下出外踝之前，循足跗上，入小指次指之间。"

3. 足太阳膀胱经："出外踝之后，循京骨至小指外侧。"

4. 足少阴肾经："出于然谷之下，循内踝之后，别入跟中。"

5. 足太阴脾经："循指内侧白肉际，过核骨后，上内踝前廉。"

6. 足厥阴肝经："上循足跗上廉，去内踝一寸，上踝八寸。"

（三）辨经取穴

取患部对侧足阳明胃经原穴**冲阳穴**、足少阳胆经原穴**丘墟穴**、足太阳膀胱经原穴**京骨穴**、足少阴肾经原穴**太溪穴**、足厥阴肝经原穴**太冲穴**、足太阴脾经原穴**太白穴**。

为方便取穴，足阳明胃经、足少阳胆经、足太阳膀胱经、足少阴肾经、足厥阴肝经、足太阴脾经，可分别取同名经手阳明大肠经原穴**合谷穴**、手少阳三焦经原穴**阳池穴**、手太阳小肠经原穴**腕骨穴**、手少阴心经原穴**神门穴**、手厥阴心包经原穴**大陵穴**、手太阴肺经原穴**太渊穴**。

踝关节肿胀、疼痛等不适，根据症状所在部位涉及的经脉循行选择相应原穴施治。

比如，疼痛、肿胀等不适症状在外踝下方，涉及足太阳膀胱经，可选择对侧足太阳膀胱经原穴；疼痛、肿胀等不适症状在外踝前下方，涉及足少阳胆经，可选择对侧足少阳胆经原穴；疼痛、肿胀等不适症状在内踝下方，涉及足少阴肾经，可选择对侧足少阴肾经原穴。余者仿此类推。

症状在一侧或一侧相对严重，按"左取右、右取左"交叉取穴。症状若两侧皆有且程度相似，左右任取一侧。

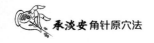

（四）操作施治

贴上角针后按压或按揉施治，同时引导患者体会患处症状变化，可轻轻活动、抚摸、按揉踝关节等。若症状改善不明显，可予以适当配穴。

（五）配穴方法

1. 手阳明大肠经原穴合谷

本经配穴：偏历穴。

同名经配穴：足阳明胃经冲阳穴或丰隆穴。

表里经配穴：手太阴肺经太渊穴或列缺穴。

2. 足阳明胃经原穴冲阳穴

本经配穴：丰隆穴。

同名经配穴：手阳明大肠经合谷穴或偏历穴。

表里经配穴：足太阴脾经太白穴或公孙穴。

3. 手少阳三焦经原穴阳池穴

本经配穴：外关穴。

同名经配穴：足少阳胆经丘墟穴或光明穴。

表里经配穴：手厥阴心包经大陵穴或内关穴。

4. 足少阳胆经原穴丘墟穴

本经配穴：光明穴。

同名经配穴：手少阳三焦经阳池穴或外关穴。

表里经配穴：足厥阴肝经太冲穴或蠡沟穴。

5. 手太阳小肠经原穴腕骨穴

本经配穴：支正穴。

同名经配穴：足太阳膀胱经京骨穴或飞扬穴。

表里经配穴：手少阴心经神门穴或通里穴。

6. 足太阳膀胱经原穴京骨穴

本经配穴：飞扬穴。

同名经配穴：手太阳小肠经腕骨穴或支正穴。

表里经配穴：足少阴肾经太溪穴或大钟穴。

7. 手少阴心经原穴神门穴

本经配穴：通里穴。

同名经配穴：足少阴肾经太溪穴或大钟穴。

表里经配穴：手太阳小肠经腕骨穴或支正穴。

8. 足少阴肾经原穴太溪穴

本经配穴：大钟穴。

同名经配穴：手少阴心经神门穴或通里穴。

表里经配穴：足太阳膀胱经京骨穴或飞扬穴。

9. 手太阴肺经原穴太渊穴

本经配穴：列缺穴。

同名经配穴：足太阴脾经太白穴或公孙穴。

表里经配穴：手阳明大肠经合谷穴或偏历穴。

10. 足太阴脾经原穴太白穴

本经配穴：公孙穴。

同名经配穴：手太阴肺经太渊穴或列缺穴。

表里经配穴：足阳明胃经冲阳穴或丰隆穴。

11. 手厥阴心包经原穴大陵穴

本经配穴：内关穴。

同名经配穴：足厥阴肝经太冲穴或蠡沟穴。

表里经配穴：手少阳三焦经阳池穴或外关穴。

12. 足厥阴肝经原穴太冲穴

本经配穴：蠡沟穴。

同名经配穴：手厥阴心包经大陵穴或内关穴。

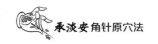

表里经配穴：足少阳胆经丘墟穴或光明穴。

（六）按语

若兼见其他不适症状，按本章相关症状处理方法对症而治。

二十四、肘、腕关节肿胀、疼痛、活动受限

（一）症状表现

肘、腕关节肿胀、疼痛、活动受限等。

（二）经脉循行

1. 手阳明大肠经："起于大指次指之端，循指上廉，出合谷两骨之间，上入两筋之中，循臂上廉，入肘外廉，上臑外前廉，上肩。"

2. 手少阳三焦经："起于小指次指之端，上出两指之间，循手表腕，出臂外两骨之间，上贯肘，循臑外上肩。"

3. 手太阳小肠经："起于小指之端，循手外侧上腕，出踝中，直上循臂骨下廉，出肘内侧两骨之间，上循臑外后廉。"

4. 手少阴心经："下循臑内后廉，行太阴、心主之后，下肘内，循臂内后廉，抵掌后锐骨之端，入掌内后廉，循小指之内，出其端。"

5. 手太阴肺经："下循臑内，行少阴、心主之前，下肘中，循臂内上骨下廉，入寸口，上鱼，循鱼际，出大指之端。"

6. 手厥阴心包经："上抵腋下，循臑内，行太阴、少阴之间，入肘中，下臂，行两筋之间，入掌中。"

（三）辨经取穴

取患部对侧手阳明大肠经原穴**合谷穴**、手少阳三焦经原穴**阳池穴**、手太阳小肠经原穴**腕骨穴**、手少阴心经原穴**神门穴**、手厥阴心包经原穴**大陵穴**、手太阴肺经原穴**太渊穴**。

肘、腕关节肿胀、疼痛等不适，根据症状所在部位涉及的经脉循行选择相应的原穴施治。

原穴选取具体方法可参照上述"膝关节""踝关节"肿胀、疼痛等内容。

症状在一侧或一侧相对严重，按"左取右、右取左"交叉取穴。

肘部若两侧皆有症状且程度相似，左右任取一侧。

腕部若两侧均有症状，可取其足部同名经原穴施治。

（四）操作施治

贴上角针后按压或按揉施治，同时引导患者体会患处症状变化，可轻轻活动、抚摸、按揉肘腕关节等。若症状改善不明显，可予以适当配穴。

（五）配穴方法

1. 手阳明大肠经原穴合谷穴

本经配穴：偏历穴。

同名经配穴：足阳明胃经冲阳穴或丰隆穴。

表里经配穴：手太阴肺经太渊穴或列缺穴。

2. 足阳明胃经原穴冲阳穴

本经配穴：丰隆穴。

同名经配穴：手阳明大肠经合谷穴或偏历穴。

表里经配穴：足太阴脾经太白穴或公孙穴。

3. 手少阳三焦经原穴阳池穴

本经配穴：外关穴。

同名经配穴：足少阳胆经丘墟穴或光明穴。

表里经配穴：手厥阴心包经大陵穴或内关穴。

4. 足少阳胆经原穴丘墟穴

本经配穴：光明穴。

同名经配穴：手少阳三焦经阳池穴或外关穴。

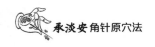

表里经配穴：足厥阴肝经太冲穴或蠡沟穴。

5. 手太阳小肠经原穴腕骨穴

本经配穴：支正穴。

同名经配穴：足太阳膀胱经京骨穴或飞扬穴。

表里经配穴：手少阴心经神门穴或通里穴。

6. 足太阳膀胱经原穴京骨穴

本经配穴：飞扬穴。

同名经配穴：手太阳小肠经腕骨穴或支正穴。

表里经配穴：足少阴肾经太溪穴或大钟穴。

7. 手少阴心经原穴神门穴

本经配穴：通里穴。

同名经配穴：足少阴肾经太溪穴或大钟穴。

表里经配穴：手太阳小肠经腕骨穴或支正穴。

8. 足少阴肾经原穴太溪穴

本经配穴：大钟穴。

同名经配穴：手少阴心经神门穴或通里穴。

表里经配穴：足太阳膀胱经京骨穴或飞扬穴。

9. 手太阴肺经原穴太渊穴

本经配穴：列缺穴。

同名经配穴：足太阴脾经太白穴或公孙穴。

表里经配穴：手阳明大肠经合谷穴或偏历穴。

10. 足太阴脾经原穴太白穴

本经配穴：公孙穴。

同名经配穴：手太阴肺经太渊穴或列缺穴。

表里经配穴：足阳明胃经冲阳穴或丰隆穴。

11. 手厥阴心包经原穴大陵穴

本经配穴：内关穴。

同名经配穴：足厥阴肝经太冲穴或蠡沟穴。

表里经配穴：手少阳三焦经阳池穴或外关穴。

12. 足厥阴肝经原穴太冲穴

本经配穴：蠡沟穴。

同名经配穴：手厥阴心包经大陵穴或内关穴。

表里经配穴：足少阳胆经丘墟穴或光明穴。

（六）按语

若兼见其他不适症状，按本章相关症状处理方法对症而治。

二十五、肌肉、筋骨、关节酸痛、重着

（一）症状表现

肌肉、筋骨、关节疼痛、麻木、重着、红肿、屈伸不利等。

（二）经脉循行

肌肉、筋骨、关节疼痛、麻木、重着、红肿、屈伸不利等不适症状出现时常常没有定处，甚至出现游走或遇寒热加重等现象，此类情况应对症而治，根据症状所在部位经脉循行选取该经脉原穴施治。

比如，不适症状在肩背区域，此处经脉循行为足太阳膀胱经；不适症状在肩前外部区域，此处经脉循行为手阳明大肠经；不适症状在小腿外侧区域，此处经脉循行为足少阳胆经。余者仿此类推。

（三）辨经取穴

根据所确定的经脉循行取其原穴，以上述为例：

不适症状在肩背区域，此处经脉循行为足太阳膀胱经，可取对侧足太阳膀胱经原穴**京骨穴**。为方便取穴，可取同名经手太阳小肠经原穴**腕骨穴**。

不适症状在肩前外部区域，此处经脉循行为手阳明大肠经，可取对侧手阳

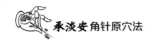

明大肠经原穴**合谷穴**。

不适症状在小腿外侧区域，此处经脉循行为足少阳胆经，可取对侧足少阳胆经原穴**丘墟穴**。为方便取穴，可取同名经手少阳三焦经原穴**阳池穴**。

余者仿此类推。

（四）操作施治

贴上角针后按压或按揉施治，同时引导患者感受患处症状变化，可活动、轻抚、按揉患部等。若施治后症状改善不明显，可予以适当配穴。

（五）配穴方法

根据症状变化，选择相对应的经脉腧穴进行配穴。

（六）按语

若不适症状同时涉及多处，可根据其所涉经脉循行对症而治；若症状出现游走等现象，可根据游走部位所涉经脉辨经论治。

若兼见其他不适症状，按本章相关症状处理方法对症而治。

二十六、失眠、多梦

（一）症状表现

入睡困难、易醒或醒后难以入睡、多梦等。

（二）经脉循行

失眠、多梦等症状常与情志失调、思虑过度、饮食不节、劳逸失宜、病后体虚等有关，与心、肾、肝、脾、胆等关系密切，尤以心为甚，故经脉循行主要考虑手、足少阴经及手、足厥阴经，兼考虑足太阴脾经、足少阳胆经。

（三）辨经取穴

中医学认为失眠的原因主要是阴阳失交，故治法以宁心安神为主。

若见烦躁易怒、头痛目眩者，可取手、足厥阴经原穴；

若见心悸健忘、神疲乏力、面色不华者，可取足太阴经原穴；

若见手足心热、头晕耳鸣、腰膝酸软者，可取手、足少阴经原穴；

若见易于惊醒、胆怯心悸、气短倦怠者，可取足少阳经原穴。

为方便取穴，足少阴经可取同名经手少阴心经原穴**神门穴**，足厥阴经可取同名经手厥阴心包经原穴**大陵穴**，足太阴脾经可取同名经手太阴肺经原穴**太渊穴**，足少阳胆经可取同名经手少阳三焦经原穴**阳池穴**。

失眠、多梦等症状无需按"左取右、右取左"交叉取穴，左右任取一侧。

（四）操作施治

贴上角针后按压或按揉施治，同时可引导患者自然深呼吸。若施治后症状改善不明显，在后续施治时可予以适当配穴。

（五）配穴方法

1. 手少阴心经原穴神门穴

本经配穴：通里穴。

同名经配穴：足少阴肾经太溪穴或大钟穴。

表里经配穴：手太阳小肠经腕骨穴或支正穴。

2. 足少阴肾经原穴太溪穴

本经配穴：大钟穴。

同名经配穴：手少阴心经神门穴或通里穴。

表里经配穴：足太阳膀胱经京骨穴或飞扬穴。

3. 手厥阴心包经原穴大陵穴

本经配穴：内关穴。

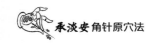

同名经配穴：足厥阴肝经太冲穴或蠡沟穴。

表里经配穴：手少阳三焦经阳池穴或外关穴。

4. 足厥阴肝经原穴太冲穴

本经配穴：蠡沟穴。

同名经配穴：手厥阴心包经大陵穴或内关穴。

表里经配穴：足少阳胆经丘墟穴或光明穴。

5. 手太阴肺经原穴太渊穴

本经配穴：列缺穴。

同名经配穴：足太阴脾经太白穴或公孙穴。

表里经配穴：手阳明大肠经合谷穴或偏历穴。

6. 足太阴脾经原穴太白穴

本经配穴：公孙穴。

同名经配穴：手太阴肺经太渊穴或列缺穴。

表里经配穴：足阳明胃经冲阳穴或丰隆穴。

7. 手少阳三焦经原穴阳池穴

本经配穴：外关穴。

同名经配穴：足少阳胆经丘墟穴或光明穴。

表里经配穴：手厥阴心包经大陵穴或内关穴。

8. 足少阳胆经原穴丘墟穴

本经配穴：光明穴。

同名经配穴：手少阳三焦经阳池穴或外关穴。

表里经配穴：足厥阴肝经太冲穴或蠡沟穴。

（六）按语

若兼见其他不适症状，按本章相关症状处理方法对症而治。

二十七、眩晕

（一）症状表现

头晕目眩、视物旋转等。

（二）经脉循行

眩晕症状与脑部有关，督脉"入属于脑""上巅"，足厥阴经"与督脉会于巅"，故经脉循行先考虑督脉、足厥阴肝经。

眩晕症状又常常与气血亏虚、肾精不足有关，若施治后症状变化不明显，在适当进行配穴的同时，还可考虑足阳明胃经、足少阴肾经。

（三）辨经取穴

督脉取与其相通的八脉交会穴**后溪穴**。

为方便取穴，足厥阴肝经、足阳明胃经、足少阴肾经可取同名经手厥阴心包经原穴**大陵穴**、手阳明大肠经原穴**合谷穴**、手少阴心经原穴**神门穴**。

眩晕症状无须按"左取右、右取左"交叉取穴，左右任取一侧。

（四）操作施治

贴上角针后按压或按揉施治，同时可引导患者体会患处症状变化或自然深呼吸。若施治后症状改善不明显，可予以适当配穴。

（五）配穴方法

1. 八脉交会穴后溪穴

前后配穴：八脉交会穴列缺穴。

2. 手厥阴心包经原穴大陵穴

本经配穴：内关穴。

同名经配穴：足厥阴肝经太冲穴或蠡沟穴。

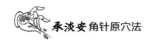

表里经配穴：手少阳三焦经阳池穴或外关穴。

3. 足厥阴肝经原穴太冲穴

本经配穴：蠡沟穴。

同名经配穴：手厥阴心包经大陵穴或内关穴。

表里经配穴：足少阳胆经丘墟穴或光明穴。

4. 手阳明大肠经原穴合谷穴

本经配穴：偏历穴。

同名经配穴：足阳明胃经冲阳穴或丰隆穴。

表里经配穴：手太阴肺经太渊穴或列缺穴。

5. 足阳明胃经原穴冲阳穴

本经配穴：丰隆穴。

同名经配穴：手阳明大肠经合谷穴或偏历穴。

表里经配穴：足太阴脾经太白穴或公孙穴。

6. 手少阴心经原穴神门穴

本经配穴：通里穴。

同名经配穴：足少阴肾经太溪穴或大钟穴。

表里经配穴：手太阳小肠经腕骨穴或支正穴。

7. 足少阴肾经原穴太溪穴

本经配穴：大钟穴。

同名经配穴：手少阴心经神门穴或通里穴。

表里经配穴：足太阳膀胱经京骨穴或飞扬穴。

（六）按语

若兼见其他不适症状，按本章相关症状处理方法对症而治。

附录　常见急症处理

一、晕厥

晕厥是以突发而短暂的意识丧失、四肢厥冷为主症的病证。轻者昏厥时间较短，数秒至数分钟后清醒；重者昏厥时间较长，但苏醒后无明显后遗症。

发现晕厥患者，应首先拨打"120"急救电话。在医护急救人员赶来之前，可适当采取应急措施：

1. 指掐相关腧穴 太冲穴、大陵穴、太溪穴、神门穴、水沟穴、后溪穴、合谷穴、冲阳穴等。用拇指重力掐按，以患者出现疼痛反应并苏醒为度。

2. 提拉腋前大筋 用大指、食指、中指等拿住**右侧腋前大筋**，向前上方拉放，三次一组，可多次进行。

3. 弹拨极泉穴 用中指或食指抵在**右侧腋下极泉穴**处，前后拨动，可多次进行。

4. 三棱针点刺放血（可用12#注射针头替代） 取百会穴、双侧耳尖、十宣穴、气端穴或十二井穴等点刺放血。

注：三棱针点刺即用三棱针快速刺入人体特定浅表部位后快速出针的方法。点刺时，用一手固定被刺部位，另一手捏紧针体，露出针尖，对准所刺部位快速刺入并迅速出针。点刺后也可以推挤方法增加出血量或出液量。血止后用无菌干棉球或棉签擦拭或按压即可。

5. 艾灸 取神阙穴、气海穴、关元穴、劳宫穴、涌泉穴、百会穴等。

二、虚脱

虚脱是以突然面色苍白，大汗淋漓，四肢逆冷，表情淡漠，或烦躁不安，甚则昏迷，二便失禁，血压下降，脉微欲绝为主要特征的病证。

发现虚脱患者，应首先拨打"120"急救电话。在医护急救人员赶来之前，可适当采取应急措施：

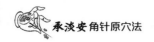

1. 指掐相关腧穴　水沟穴、承浆穴、后溪穴、列缺穴、合谷穴、冲阳穴、太冲穴、大陵穴、太溪穴、神门穴等。每穴用拇指重力掐按 1～3 分钟。

2. 提拉腋前大筋　用大指、食指、中指等拿住**右侧腋前大筋**，向前上方拉放，三次一组，可多次进行。

3. 弹拨极泉穴　用中指或食指抵在**右侧腋下极泉穴**处，前后拨动，可多次进行。

4. 艾灸　取神阙穴、气海穴、关元穴、劳宫穴、涌泉穴、百会穴、足三里穴等。

三、高热

高热是指体温超过 39℃者。

发现高热患者，应首先拨打"120"急救电话。在医护急救人员赶来之前，可适当采取应急措施：

1. 指掐相关腧穴　合谷穴、水沟穴、后溪穴、腕骨穴、阳池穴、大陵穴、太冲穴等。每穴用拇指重力掐按 1～3 分钟。

2. 三棱针点刺放血（可用12#注射针头替代）　取大椎穴、十宣穴、十二井穴以及曲泽穴、委中穴等点刺放血。

四、抽搐

抽搐是以四肢不自主地抽动，或伴有项背强直、角弓反张、口噤不开等为主症的病证。

发现抽搐患者，应首先拨打"120"急救电话。在医护急救人员赶来之前，可适当采取应急措施：

1. 指掐相关腧穴　水沟穴、后溪穴、太冲穴、大陵穴、合谷穴、冲阳穴、太溪穴、神门穴等。每穴用拇指重力掐按 1～3 分钟。

2. 提拉腋前大筋　用大指、食指、中指等拿住**右侧腋前大筋**，向前上方拉放，三次一组，可多次进行。

按上述方法处理时，应保持室内安静通风，避免外界刺激。密切观察患者的呼吸、体温、脉搏等变化。保持呼吸道畅通，以防窒息。

五、心绞痛

心绞痛是指由冠状动脉供血不足，心肌急剧、短暂性缺血、缺氧所引起的临床综合征。以胸骨后或心前区突然发生压榨性疼痛，伴心悸、胸闷、气短、汗出等为特征。本病呈反复发作，一般持续时间几秒至十余分钟不等，可放射至左肩、左上肢、前臂内侧及无名指和小指，休息或用药后可缓解。

发现心绞痛患者，应首先拨打"120"急救电话，注意不轻易搬动患者身体。在医护急救人员赶来之前，可适当采取应急措施：

1. 指掐相关腧穴 **内关穴、太冲穴、大陵穴、太溪穴、神门穴、水沟穴、合谷穴、冲阳穴**等。每穴用拇指重力掐按 1 ～ 3 分钟。若出现昏迷症状，以患者出现疼痛反应并苏醒为度。

2. 提拉腋前大筋 用大指、食指、中指等拿住**右侧腋前大筋**，向前上方拉放，三次一组，可多次进行。

3. 弹拨极泉穴 用中指或食指抵在**右侧腋下极泉穴**处，前后拨动，可多次进行。

4. 三棱针点刺放血（可用12# 注射针头替代） 取百会穴、双侧耳尖、十宣穴、气端穴或十二井穴等点刺放血。

六、中风

中风是以突然昏倒、不省人事，伴口角㖞斜、言语不利、半身不遂，或不经昏仆仅以口㖞、半身不遂为主症的病证。

中风分为中经络、中脏腑之分。中经络者多半身不遂、舌强语謇，口角㖞斜而无意识障碍；中脏腑者多神志恍惚、迷蒙，嗜睡或昏睡，神志昏迷，半身

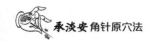

不遂。

发现中风患者，应首先拨打120急救电话，注意不轻易搬动患者身体。在医护急救人员赶来之前，可适当采取应急措施：

1. 指掐相关腧穴　水沟穴、后溪穴、内关穴、大陵穴、太冲穴、太溪穴、神门穴、合谷穴、冲阳穴、太渊穴等。每穴用拇指重力掐按 1 ～ 3 分钟。若出现昏迷症状，以患者出现疼痛反应并苏醒为度。

2. 提拉腋前大筋　用大指、食指、中指等拿住**右侧腋前大筋**，向前上方拉放，三次一组，可多次进行。

3. 弹拨极泉穴　用中指或食指抵在**右侧腋下极泉穴**处，前后拨动，可多次进行。

4. 三棱针点刺放血（可用 12# 注射针头替代）　取百会穴、双侧耳尖、十宣穴、气端穴或十二井穴等点刺放血。若见口角㖞斜，取**双侧耳垂**点刺放血。

5. 艾灸　取神阙穴、气海穴、关元穴、劳宫穴、涌泉穴、百会穴等。

附：部分急症应急处理腧穴示意图

1.【水沟穴】

位于人中沟的上 1/3 与中 1/3 的交点处。

附水沟穴定位图（见图 41）

注：用指甲按掐时，注意方向向上斜按或斜掐。

2.【百会穴】

位于前发际正中直上 5 寸。（取法：折耳，两耳尖连线向上连线的中点。）

附百会穴定位图（见图 42）

3.【涌泉穴】

位于屈足卷趾时足心最凹陷中。

附涌泉穴定位图（见图 43）

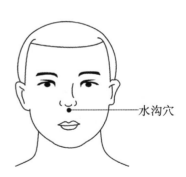

图 41　水沟穴定位图

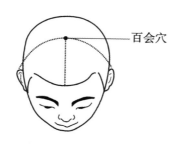

图 42　百会穴定位图

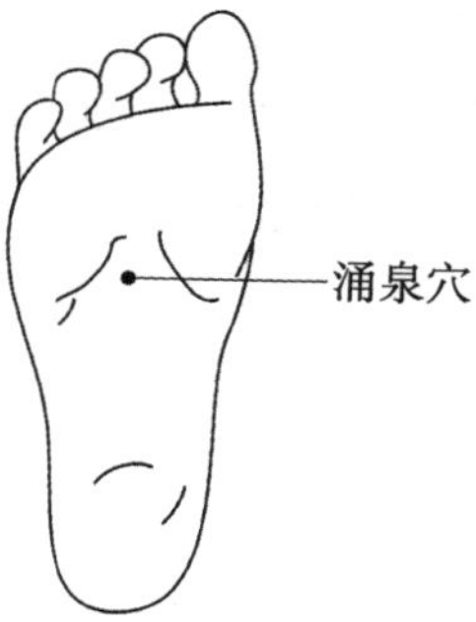

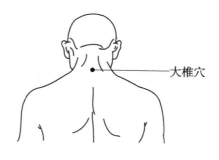

图 43　涌泉穴定位图

4.【极泉穴】

位于腋窝中央，腋动脉搏动处。

附极泉穴定位图（见图 44）

5.【大椎穴】

位于第 7 颈椎棘突下凹陷中，后正中线上。

附大椎穴定位图（见图 45）

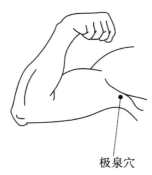

图 44　极泉穴定位图

图 45　大椎穴定位图

6.【神阙穴】

位于脐区，在脐中央。

附神阙穴定位图（见图 46）

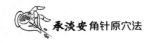
7.【气海穴】

位于脐中下 1.5 寸，前正中线上。

附气海穴定位图（见图 47）

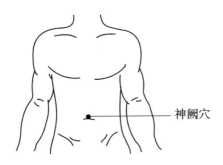

图 46　神阙穴定位图　　　　**图 47　气海穴定位图**

8.【关元穴】

位于脐中下 3 寸，前正中线上。

附关元穴定位图（见图 48）

9.【劳宫穴】

位于横平第 3 掌指关节近端，第 2、3 掌骨之间偏于第 3 掌骨。握拳屈指时，中指尖下是穴。

附劳宫穴定位图（见图 49）

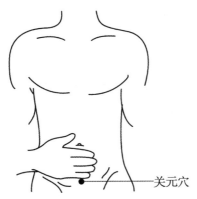
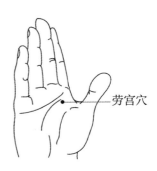

图 48　关元穴定位图　　　　**图 49　劳宫穴定位图**

10.【足三里穴】

位于犊鼻下 3 寸，犊鼻与解溪连线上。（取法：在胫骨前肌上取穴。）

附足三里穴定位图（见图 50）

11.【曲泽穴】

位于肘横纹上，肱二头肌腱的尺侧缘凹陷中。

附曲泽穴定位图（见图 51）

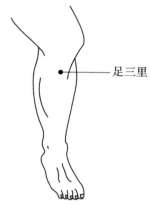

图 50　足三里穴定位图

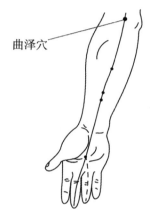

图 51　曲泽穴定位图

12.【委中穴】

位于膝后区，腘横纹的中点，在腘窝正中。

附委中穴定位图（见图 52）

13.【十宣穴】

位于十指尖端，距指甲游离缘 0.1 寸（指寸），左右共 10 穴。

附十宣穴定位图（见图 53）

14.【十二井穴】

十二井穴，由十二经的井穴组成，均位于四肢末端。即少商（肺经）、中冲（心包经）、少冲（心经）、商阳（大肠经）、关冲（三焦经）、少泽（小肠经）、隐

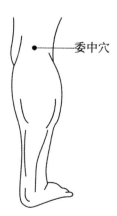

图 52　委中穴定位图

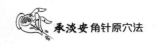

白（脾经）、大敦（肝经）、涌泉（肾经）、厉兑（胃经）、
足窍阴（胆经）、至阴（膀胱经）。

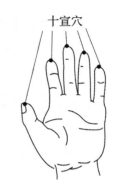

图 53　十宣穴定位图

少商穴位于手拇指桡侧，去指甲 0.1 寸许。

中冲穴位于手中指末端最高点，去指甲 0.1 寸许。

少冲穴位于手小指桡侧，去指甲 0.1 寸许。

商阳穴位于食指桡侧，去指甲 0.1 寸许。

关冲穴位于环指尺侧，去指甲 0.1 寸许

少泽穴位于手小指尺侧，去指甲 0.1 寸许。

隐白穴位于足大趾端内侧，去指甲 0.1 寸许。

大敦穴位于足大趾端外侧，去指甲 0.1 寸许

涌泉穴位于足心前 1/3 的凹陷中，微跷足取之。

厉兑穴位于第 2 趾外侧，去指甲 0.1 寸许。

足窍阴穴位于第 4 趾外侧，去指甲 0.1 寸许。

至阴穴位于第 5 趾外侧，去指甲 0.1 寸许

附十二井穴定位图（见图 54）

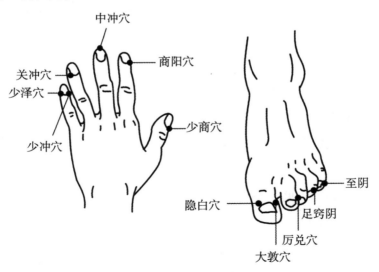

图 54　十二井穴定位图

注：涌泉穴见图 43。

15.【气端穴】

位于足十趾尖端，距趾甲游离缘 0.1 寸，左右共 10 个穴位。

附气端穴定位图（见图 55）

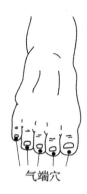

气端穴

图 55　气端穴定位图

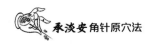

参考书目

[1] 张建斌，夏有兵 . 承淡安医集 [M]. 北京：中国中医药出版社，2017.

[2] 项平，夏有兵 . 承淡安针灸经验集 [M]. 上海：上海科学技术出版社，2004.

[3] 沈雪勇，刘存志 . 经络腧穴学 [M]. 北京：中国中医药出版社，2021.

[4] 梁繁荣，王华 . 针灸学 [M]. 北京：中国中医药出版社，2021.

[5] 高树中，杨骏 . 针灸治疗学 [M]. 北京：中国中医药出版社，2016.

[6] 孙广仁，郑洪新 . 中医基础理论 [M]. 北京：中国中医药出版社，2012.

[7] 高树中 . 一针疗法 [M]. 济南：济南出版社，2006.

[8] 李仲愚 . 杵针治疗学 [M]. 北京：中国中医药出版社，2016.

[9] 王文远 . 王氏平衡针疗法 [M]. 北京：中国中医药出版社，2016.

[10] 杨真海，刘力红 . 黄帝内针 [M]. 北京：中国中医药出版社，2016.

[11] 高希言，贾春生 . 古代医家针灸学术思想概要 [M]. 北京：中国中医药出版社，2020.

[12] 高希言 . 中国针灸辞典 [M]. 郑州：河南科学技术出版社，2002.